授業・実習・国試に役立つ
言語聴覚士ドリルプラス

# 失語症

編集 大塚裕一
熊本保健科学大学保健科学部リハビリテーション学科言語聴覚学専攻准教授

著 宮本恵美
熊本保健科学大学保健科学部リハビリテーション学科言語聴覚学専攻准教授

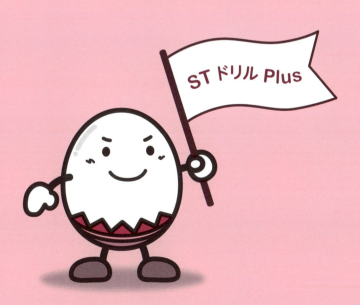

診断と治療社

## 失語症学との出会い

　私が「失語症学」と出会ったのは，専門学校1年生の頃です。当時，講義を受けても，教科書を読んでも，その頃の私にとっては難解で，気づくと「失語症学」を避けていたように思います。それから，2年次の学外実習で，たくさんの失語症の方と出会い，スーパーバイザーであった大塚裕一先生から失語症の評価法，訓練立案の仕方，環境調整の仕方などの指導を受けながら，「これは，失語症学から逃げていてはSTになれないな……」と腹をくくったことを思い出します。そして，STとなり，臨床8年目から失語症の講義を担当するようになって，早いもので15年以上が過ぎました。失語症学と向きあっている学生さんの様子をみると，実習で担当した患者さんの分析をするときや失語症の定期試験，あるいは，認定試験（今は国家試験ですが……）の勉強のときなどに頭を抱えていた自身の姿と重なります。学生さんのタイプとしては，ノートをきれいにまとめることができて，かつ，理解することが得意な人もいれば，ノートにまとめることは苦手だけど時間をかければ理解ができる人，ノートにきれいにまとめることはできるけど内容がまったく理解できていない人，ノートもまとめることができなければ内容も理解できていない人など，いろいろなタイプの人がいると思います。

　今回の『言語聴覚士ドリルプラス』は，「ノートをきれいにまとめることができて，かつ，理解することが得意な人」以外のタイプの学生に使っていただきたいという目的で製作いたしました。本書では，失語症の歴史や失語症の定義，解剖生理や症状をはじめ，評価法や訓練法など基本的な知識が整理しやすいかたちになっています。失語症学の勉強をはじめたばかりの方，あるいは，国家試験に向けての知識の整理など，ぜひ，多くの養成校の学生さんに活用していただき，患者さんのために「失語症学」と向きあう力の一つとなれば幸いです。

平成30年11月

宮本恵美

## 刊行にあたって

　現在わが国には，およそ70校の言語聴覚士の養成校が存在します。言語聴覚士法（1997年）の成立時にはその数は数校程度だったのですが，20年あまりで増加し，県によっては複数校存在しているという状況になっています。言語聴覚士の養成は，さかのぼれば1971年，日本初の言語聴覚士養成校である国立聴力言語障害センター附属聴能言語専門職員養成所での大卒1年課程の開設が記念すべきスタートになるかと思います。その後，開設された養成校の養成課程は，高卒3年課程や高卒4年課程の専門学校，大学での4年課程，大卒を対象とした2年課程などさまざまで，今後これらの課程に加え専門職大学での養成課程が加わろうとしています。

　言語聴覚士法が制定されてから，この約20年間での言語聴覚士にかかわる学問の進歩は著しく，教育現場で修得させなければならない知識・技術は増大する一方です。しかしながら入学してくる学生は，千差万別で従来の教育方法では十分な学習が困難となってきている状況もあります。

　今回，このような状況を改善する方策の1つとして，修得すべき基本知識を体系的に示したドリルを作成してみました。内容は，言語聴覚士の養成校で学ぶべき言語聴覚障害を専門領域ごとにまとめてシリーズ化し，領域ごとのドリルの目次は統一したものとし，目次を統一したことで領域ごとの横のつながりも意識しやすくなるようにしました。

　特徴としては
①**すべての養成課程の学生を対象にしたドリルであること**
②**日々の専門領域講義の復習のみならず，実習，国家試験にも対応できる基本的な内容を網羅していること**
③**専門領域ごとにまとめたドリルであるが目次が統一されており，領域ごとの横のつながりが意識しやすいこと**
などがあげられます。

　対象は学生ということを念頭においてシリーズ化したのですが，臨床現場で活躍されている言語聴覚士にも，基本的な知識の整理という意味で使用していただくことも可能かと考えています。

　最後に，この『ドリルプラス』シリーズが有効活用され言語聴覚士養成校の学生の学びの一助となることを期待します。

平成30年11月

大塚裕一

# 編集者・著者紹介

## 編集者 ·····················································································································

### 大塚裕一 （おおつか　ゆういち）
熊本保健科学大学保健科学部リハビリテーション学科言語聴覚学専攻准教授

略　　　歴：1990 年日本聴能言語学院聴能言語学科卒業。2010 年熊本県立大学大学院文学研究科日本語日本文学専攻博士前期課程修了。
1990 年 4 月より野村病院（宮崎県）勤務後 1996 年 9 月より菊南病院勤務，2012 年 4 月より現職。

所属学会等：熊本県言語聴覚士会監事，くまもと言語聴覚研究会代表，熊本摂食・嚥下リハビリテーション研究会運営委員。

おもな著書：「なるほど！失語症の評価と治療」（金原出版，2010），「失語症Q&A」（共著，新興医学出版社，2013），「絵でわかる失語症の症状と訓練」（医学と看護社，2015），「明日からの臨床・実習に使える言語聴覚障害診断」（医学と看護社，2016）等。

## 著　者 ·····················································································································

### 宮本恵美 （みやもと　めぐみ）
熊本保健科学大学保健科学部リハビリテーション学科言語聴覚学専攻准教授

略　　　歴：1997 年名古屋福祉専門学校言語療法科卒業。2017 年熊本県立大学大学院文学研究科日本語日本文学専攻博士後期課程修了。1997 年 4 月より菊南病院勤務，2011 年 4 月より熊本保健科学大学言語聴覚学専攻講師，2018 年 4 月より現職。

所属学会等：熊本県言語聴覚士会副会長，日本言語聴覚士協会代議員，熊本摂食・嚥下リハビリテーション研究会運営委員。

おもな著書：「なるほど！失語症の評価と治療」（金原出版，2010），「絵でわかる失語症の症状と訓練」（医学と看護社，2015），「遊びリテーションのプロになる　高次脳機能障害編」（医学と看護社，2013）等。

# Contents

刊行にあたって………………………………………………………………… 大塚裕一　iii

失語症学との出会い……………………………………………………………… 宮本恵美　iv

編集者・著者紹介…………………………………………………………………………… v

本ドリルの使い方………………………………………………………………………… viii


## 第1章　失語症の歴史……………………………………………………………………… 1

1　19世紀の歴史……………………………………………………………………………… 2

2　20世紀の歴史……………………………………………………………………………… 4


## 第2章　失語症の基礎……………………………………………………………………… 7

1　失語症の定義……………………………………………………………………………… 8

2　失語症にかかわる解剖と生理………………………………………………………… 10

　①脳の構造………………………………………………………………………………… 10

　②脳の機能………………………………………………………………………………… 12

3　失語症の症状…………………………………………………………………………… 14

　①流暢性…………………………………………………………………………………… 14

　②言語症状（発話面）…………………………………………………………………… 16

　③言語症状（発話面）…………………………………………………………………… 18

　④言語症状（聴覚的理解面）…………………………………………………………… 20

　⑤言語症状（読む）……………………………………………………………………… 22

　⑥言語症状（書く）……………………………………………………………………… 24

　⑦失語の分類……………………………………………………………………………… 26

　⑧ウェルニッケ失語・超皮質性感覚失語……………………………………………… 28

　⑨伝導失語・失名詞失語………………………………………………………………… 30

　⑩ブローカ失語・超皮質性運動失語…………………………………………………… 32

　⑪超皮質性混合失語・全失語…………………………………………………………… 34

　⑫皮質下性失語・小児失語症…………………………………………………………… 36

　⑬発語失行………………………………………………………………………………… 38

　⑭純粋語聾・純粋失読…………………………………………………………………… 40

　⑮純粋失書・それ以外の失書…………………………………………………………… 42

　⑯交叉性失語・原発性進行性失語……………………………………………………… 44

## 第3章　失語症の臨床 ···································································· 47

1　失語症の評価 ······································································ 48
①総合的失語症検査 ······························································ 48
②失語症語彙検査ほか ·························································· 50
③トークンテストほか ·························································· 52
④関連する知能検査 ····························································· 54
2　失語症の訓練 ······································································ 56
①機能回復訓練ほか ····························································· 56
②機能再編成法ほか ····························································· 58
③文の理解および産生・マッピングセラピー ···················· 60
④実用的コミュニケーション訓練・AAC ··························· 62

## 第4章　失語症の環境調整 ······················································ 65

1　周囲へのアプローチと社会復帰 ········································· 66
2　言語障害友の会 ································································· 68

文　献 ··················································································· 70
採点表 ··················································································· 75
索　引 ··················································································· 76

## Column

・私と言語障害友の会 ······························································ 68

# 本ドリルの使い方

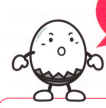

まずは左ページに集中して問題を解いてみよう！

左ページに穴埋め問題があります。傍注には「HINT」「MEMO」を掲載しているので，解答の参考にして解いてみましょう。

右ページには「読み解くためのKeyword」として，重要用語を解説しています。知識をより深めましょう！

解答は右ページ下に掲載しています。

問題は全部で389問！どのくらい解けたかな？ p.75の採点表で採点してみよう！

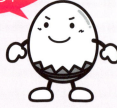

# 第 1 章

# 失語症の歴史

この章では，失語症の研究がどのように発展していった
のかを学びます。失語症を学ぶうえでその歴史を知って
おくことは大切です。Gallの骨相学をはじめ，古典論，
全体論などの考え方を概観してみましょう。

# 1 19世紀の歴史

### 1 19世紀初期の失語症の歴史について空欄を埋めなさい。

- Gallは，（ ① ）を提唱した神経学者である。
- Gallは，（ ② ）を区分けして，それぞれが言語能力や人物の記憶など心的能力の機能と関係しているとした。
- 骨相学者は，対象者の頭を触診し，どのような能力がすぐれているかを診断した。これを（ ③ ）という。

### 2 19世紀中期から後期にかけての失語症の歴史について空欄を埋めなさい。

- 1861年，（ ④ ）は，"タン，タン"とのみ表出する症例（Leborgne）を報告した。そして，この構音言語能力の喪失を（ ⑤ ）と名づけた。数年の後，その病巣は（ ⑥ ）と結論づけた。
- 1874年，（ ⑦ ）は，前頭葉下前頭回の損傷で（ ⑧ ）失語が，側頭葉上側頭回の損傷で（ ⑨ ）失語が，さらに，この2つの中枢を連絡する線維の損傷によって（ ⑩ ）失語が生じるとした。
- 1885年，（ ⑪ ）は，（ ⑦ ）の考えを発展させ，「概念中枢」を加えたモデルを提唱した。そのモデルを（ ⑫ ）の図式とよぶ。この中枢および中枢間の連合線維の損傷により7つの失語症タイプを区別した。
- 1866年，Jacksonは，Baillargerが注目した「（ ⑬ ）的行為と（ ⑭ ）的行為の解離」の現象を取り上げ紹介した。この原理を（ ⑮ ）という。

💡 **HINT**
▶ブローカ失語とウェルニッケ失語の特徴についてはp.29，33を参照のこと。

📝 **MEMO**
▶「意図的行為と自動的行為の解離」は失行でも認められるといわれている。

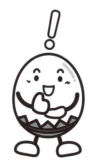

# 第1章 失語症の歴史

## 読み解くための Keyword

### Franz Joseph Gall の骨相学
19世紀初頭，ウィーンの Gall という神経学者が「脳のある部分がある特別なこころの働きと密接に関係している」という学説を提唱した。ある能力がすぐれていればその脳表面の面積は大きくなり，その上の頭蓋骨も大きいとする考えをもとに，骨相学者は頭を触診することによって，対象者はどの能力がすぐれているかをいい当てるという頭蓋診断学を成立させた。

### Pierre Paul Broca
外科医であった Broca は，1861年，パリの人類学会において症例（Leborgne：人名）の報告をした。その症例は，何を尋ねても「タン，タン」と表出したが，聴覚的理解は良好であり，知能障害も認められなかったとしている。そして，Broca は構音言語能力の喪失を aphémie と名づけた。

### Carl Wernicke
Wernicke は，言語に関連する中枢として言語の運動表象の中枢と言語の音響心像の中枢を想定し，失語を運動失語，感覚失語，伝導失語の3種類に区別した。

### Wernicke-Lichtheim の図式
Ludwig Lichtheim (1845 - 1928) は，Wernicke の考えに「概念中枢」を加えたモデルを提唱した。そして，このモデルで7つの失語タイプの亜型を区別し，この考えは失語の古典論の基礎となった。

### Baillarger-Jackson の原理
この原理は，「意図的行為と自動的行為の解離」を示す。たとえば，失語症者が意図的状況では発話できない言葉（例：「昼の挨拶は何ですか？」→「……」）が自動的な状況では簡単に発話できる（例：「こんにちは」→「コンニチハ」）というような原理である。

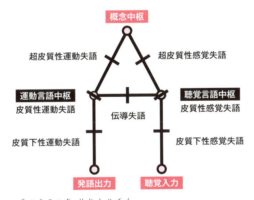

● Wernicke-Lichtheim の図式と失語型

---

**解答**

1 ①骨相学 ②脳の部位 ③頭蓋診断学

2 ④Broca（ブローカ），⑤aphémie（アフェミー），⑥左半球前頭葉の下前頭回後部，⑦Wernicke（ウェルニッケ），⑧運動，⑨感覚，⑩伝導，⑪Lichtheim（リヒトハイム），⑫Wernicke-Lichtheim（ウェルニッケ - リヒトハイム），⑬図式，⑭自動，⑮Baillarger-Jackson（バイヤルジェ・ジャクソン）の原理

## 2 20世紀の歴史

**1** 20世紀前半の失語症の歴史について空欄を埋めなさい。

- 1906年，（ ① ）は，Brocaの学説に異論を唱え，「失語は1つである」と主張した。彼は，ブローカ失語とされているものはウェルニッケ失語に（ ② ）が加わっただけであると主張した。それに対し，（ ③ ）は，ウェルニッケ野と角回に加え，ブローカ野の存在とその役割を認め，その存在を主張した。この論争を（ ④ ）という。
- （ ⑤ ）は，動物における大脳の細胞構築を調査し，1909年，それに基づいて人間の脳地図を示した。
- 1934年，（ ⑥ ）は第一次世界大戦で生じた脳損傷の患者を研究し，大脳皮質の機能局在を図式化して脳地図を作成した。それに対し，Goldsteinは，脳が全体として機能することを強調した。前者は，（ ⑦ ）論，後者は（ ⑧ ）論の代表的な研究者である。
- ブレスラウ学派の（ ⑨ ）は失行の概念を，その後，Kleistは（ ⑩ ）の概念を示した。

💡 HINT
▶失行についてはp.9，構成障害についてはp.43を参照のこと。

**2** 20世紀中期の失語症の歴史について空欄を埋めなさい。

- Geschwindは1965年に論文集「Brain」のなかで（ ⑪ ）の学説を発表した。
- 新古典論は，Geschwind, Bensonらを中心とした（ ⑫ ）が提唱した。
- 神経心理学的検査法を体系化したのは（ ⑬ ）で，その考え方はシステム的力動的局在論という。

第1章　失語症の歴史

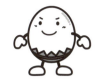

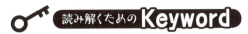 読み解くための Keyword

### Marie-Dejerine 論争
　1906年，Marieは「失語は1つである」という主張をした。つまり，失語症は，ウェルニッケ失語だけで，ブローカ失語といわれているものは「ウェルニッケ失語＋anarthrie」であり，言語中枢もウェルニッケ野だけであると主張した。これに対して，Dejerineはブローカ野の存在と役割を認め，ブローカ野とウェルニッケ野の双方とも言語中枢であると主張した。

### Kleist の脳地図
　Kleistは，1934年に「大脳病理学」を執筆し，大脳皮質の機能局在を図式化した脳地図を掲載した。また，Kleistは構成失行に加え，錯文法などについても報告している。

### 全体論と局在論
　脳のそれぞれの部位がどのような働きがあるのかを明らかにすることが重要視される研究の傾向を局在論，脳が1つの全体として機能するかなどが重要視される研究の傾向を全体論という。

### 離断症候群の失語学説
　ブローカ野の損傷でブローカ失語，ウェルニッケ野でウェルニッケ失語が生じ，両方を連合する弓状束が損傷することで伝導失語が生じるとする学説である。

### ボストン学派
　Geschwind，Bensonらが中心となった学派で，流暢－非流暢に分ける方法の確立や局所病変に対応した言語症状の組み合わせによる失語症候群の診断基準を提唱した。

### システム的力動的局在論
　系的力動的局在論ともよぶ。脳の皮質，皮質下の各領域は，それぞれの機能をもちつつも，それらが協調することで生物が行っている複雑な活動を実現しているとする考え方。

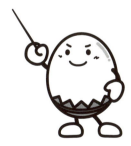

解答
**1** ①Marie（マリー），②anarthrie（アナルトリー：失構音），③Dejerine（デジュリーヌ），④Marie-Dejerine（マリー‐デジュリーヌ）論争，⑤Brodmann（ブロードマン），⑥Kleist（クライスト），⑦包含，⑧全体，⑨Liepmann（リープマン），⑩構成失行
**2** ⑪離断症候群，⑫ボストン学派，⑬Luria（ルリア）

## MEMO

第 **2** 章

# 失語症の基礎

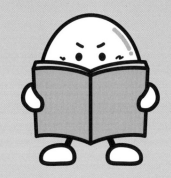

この章では,失語症の定義や脳の構造と失語症との関係,失語症のさまざまな症状について学びます。まず,失語症とは何か,失語症状や関連症状と脳の局在はどのような関係があるのか確認してみましょう。そして,その症状にはどのような違いがあるのか,また,その症状を示す用語や類似概念にはどのようなものがあるのか等,整理していきましょう。

# 1 失語症の定義

**1** 失語症の定義について空欄を埋めなさい。

- 失語症について，山鳥は「（ ① ）の損傷に由来する，（ ② ）された（ ③ ）の操作能力の低下ないし消失を失語とよぶ」と定義している[1]。紺野は，上記のような要件に加え，（ ④ ）などの全般的知能低下や失行，失認，（ ⑤ ）など，他の機能障害によって二次的に生じているものではない症候群を失語症とよぶと述べている[2]。
- 失語症は，（ ⑥ ），（ ⑦ ），（ ⑧ ），（ ⑨ ）のすべての言語様式（モダリティ）が障害されると定義されている。
- 失語を構成する1つの症状をしめす純粋症候群には，（ ⑩ ），（ ⑪ ），（ ⑫ ），（ ⑬ ）があるが，これらは失語症とは区別される。
- 「（ ② ）された（ ③ ）」の障害とは，「成人の（ ⑭ ）的障害」という用語でも表現される。

### HINT
▶失語症は，4つの言語様式が障害されるとされているので，1つの言語様式だけが障害されても失語ではない。

### MEMO
▶純粋失読や純粋語唖などの純粋症候群は失語ではないが，失語の一種と考える立場もある。

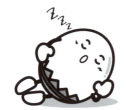

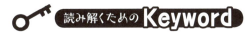

### 「いったん獲得された」とは？
「いったん獲得された」とは，母語（人が小さい頃から自然に身につける言葉）を修得したことをさす。波多野は15歳頃には成人とほとんど同じ程度に言語が完成しているとみなしてよいと述べている[3]。

### 認知症
認知症の定義は，ICD-10によると「通常，慢性あるいは進行性の脳疾患によって生じ，記憶，思考，見当識，理解，計算，学習，言語，判断など多数の高次脳機能の障害からなる症候群」とされている。代表的な疾患には，アルツハイマー病，レビー小体型認知症，前頭側頭型認知症，脳血管性認知症などがある。

### 失行
失行とは「運動執行器官に異常がないのに，目的に沿って運動を遂行できない状態」[4]と定義されており，失行の分類として，観念運動失行や観念失行，肢節運動失行などがある。

### 失認
失認とは「ある感覚を通して対象を認知することの障害」[5]と定義されており，失認の分類として，視覚失認，相貌失認，聴覚失認などがある。

### 純粋語聾
音は聞こえている（純音聴力検査は正常）にもかかわらず，言語音の認知ができなくなる障害のこと。言語音の認知ができなくなるので，聴覚的理解，復唱，書き取りが困難になる。病巣は両側側頭葉，左側頭葉と脳梁線維などがあげられている（詳細はp.41参照）。

### 純粋語唖
純粋発語失行ともよばれる。構音障害や内言語障害がないにもかかわらず，純粋に話すことだけができなくなる障害のこと。病巣は，左中心前回下部などがあげられている（詳細はp.39参照）。

### 純粋失読
視覚障害，視覚失認，失語症などがないにもかかわらず，文字を読むことができなくなる障害のこと。音読も読解も同じ程度に障害されるといわれている。病巣は，左後頭葉内側面と脳梁膨大部，左側脳室後角後部下から左角回間の白質などがあげられている（詳細はp.41参照）。

### 純粋失書
失書の症状だけが出現した障害のこと。構成失書や失行性失書とは区別される障害である。病巣は，上頭頂小葉，Exnerの書字中枢（左前頭葉中前頭回後部），視床などがあげられている。

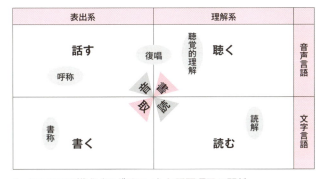

● 4つの言語様式（モダリティ）と課題項目の関係

## 2 失語症にかかわる解剖と生理 ── ①脳の構造

**1** 脳の構造について空欄を埋めなさい。

- 言語野は，環シルビウス溝言語野，（ ① ），角回の3つに大別される[1]。
- 前方言語領域は（ ② ）野中心とする領域を，また，後方言語領域は（ ③ ）野や角回など後方に位置する領域をさす。

📝**MEMO**
▶中心溝はローランド溝，外側溝をシルビウス溝という。

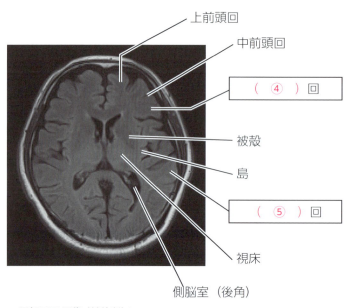

● 頭部MRI画像（軸位断）I
〔画像は片岡丈人（編）：第1章　正常画像．ナースのためのかんたん脳・脊髄画像の見かた・読みかた．診断と治療社，p.29，2016より転載〕

📝**MEMO**
▶上側頭回は第一側頭回，中側頭回は第二側頭回，下側頭回は第三側頭回ともいう。

📝**MEMO**
▶前頭葉はその領域がわかりやすい。外側面では，前頭葉以外の領域は境界が明確ではない。

📝**MEMO**
▶上前頭回は第一前頭回，中前頭回は第二前頭回，下前頭回は第三前頭回ともいう。

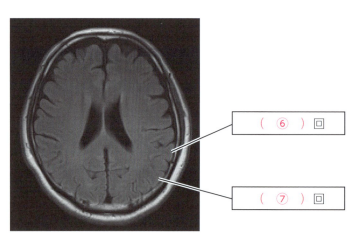

● 頭部MRI画像（軸位断）II
〔画像は片岡丈人（編）：第1章　正常画像．ナースのためのかんたん脳・脊髄画像の見かた・読みかた．診断と治療社，p.30，2016より転載〕

## 第2章 失語症の基礎

### 読み解くための Keyword

#### ブローカ野とウェルニッケ野

　一般的に，ブローカ野は，左下前頭回後方の弁蓋部，三角部後部，ウェルニッケ野は左上側頭回後部をさす。ブローカ失語は，ブローカ野に加え，その後方や上方，深部への損傷の進展が及んだ場合に生じると考えられている。また，ウェルニッケ失語もウェルニッケ野に加え，後方や上方，下方，深部への損傷の進展によって生じるとされる。いずれも，ブローカ野，ウェルニッケ野の単独の損傷では，ブローカ失語，ウェルニッケ失語は生じないといわれている。

#### 環シルビウス溝言語野，環・環シルビウス溝言語野，角回

　シルビウス溝を囲む，ウェルニッケ野，縁上回，左中心前回および後回，ブローカ野などの領域を環シルビウス溝言語野という。これは，音韻の処理に関係したシステムを司るといわれている。それに対し，環・環シルビウス溝言語野は，環シルビウス溝言語野を取り囲む領域全体をさしている。これは，意味（語彙）処理に関係しているといわれている。また，角回は，下頭頂小葉の後部に位置する。これは，聴覚的な情報である語音と視覚的な情報である文字，書字に関連する行為などの情報とを統合するといわれている。つまり，文字言語処理と深く関与しているといわれており，失読失書の病巣といわれている。

#### 縁上回

　下頭頂小葉の前部に位置する。この部分の障害で伝導失語が生じるといわれている。表出時の音韻選択の機能を担っているとされている。

#### 前方言語領域と後方言語領域

　前方言語領域は，ブローカ野（左下前頭回下部の弁蓋部，三角部後部）を中心とした領域，後方言語領域とはウェルニッケ野や角回などの領域をさす。

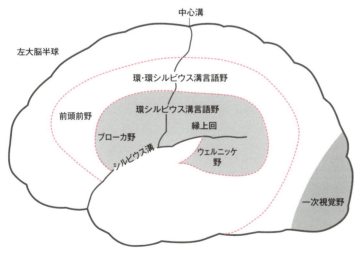

● 環シルビウス溝言語野，環・環シルビウス溝言語野
〔山鳥　重：言語生成の大脳機構．音声言語医 37：262 - 266，1996 を参考に作成〕

---

解答　① 環・環シルビウス溝言語野　② ブローカ　③ ウェルニッケ　④ 下頭頂　⑤ 上側頭　⑥ 縁上　⑦ 角

## 2 失語症にかかわる解剖と生理 ── ②脳の機能

**1 脳の機能について空欄を埋めなさい。**

- ブローカ野は，音韻操作の機能や（ ① ）機能も担っているといわれている。
- 音の知覚は第一次聴覚野の（ ② ）で行われている。
- 視覚的に与えられた単語の処理には，第一次視覚野，視覚連合野，（ ③ ）などがかかわっている。（ ③ ）は，文字の処理のみならず身体部位や左右などの視空間的な意味にかかわっているともいわれている。
- 縁上回は表出時に（ ④ ）を選び出す機能を担っている。
- （ ⑤ ）半球損傷により右利きの約98％，非右利き約68％の人は失語症が生じるといわれている。
- 言語性保続が最も生じやすい病巣は（ ⑥ ）葉である。

> **MEMO**
> ▶朝倉らによる「失語症全国実態調査報告」によると，失語症者の原因疾患は脳血管障害が90.7％と圧倒的に多く，続いて脳外傷3.5％，脳腫瘍2％であったと報告されている[1]。

● 各領域と障害による主症状

| | | 障害による主症状 |
|---|---|---|
| 前頭葉 | 前頭前野 | 意欲低下，注意障害，易怒性など<br>＊ブローカ野が障害されると，ブローカ失語 |
| | 運動前野 | 習熟した運動の障害 |
| | 補足運動野 | 自発的に一連の運動を計画することの障害<br>言語の発動機能の障害 |
| | 第一次運動野 | 痙性麻痺，腱反射亢進など |
| 側頭葉 | 第一次聴覚野 | 皮質聾など |
| | ウェルニッケ野 | ウェルニッケ失語など |
| | 側頭連合野 | 物体失認，相貌失認など |
| 頭頂葉 | 体性感覚連合野 | 純粋失書など |
| | 縁上回 | 伝導失語，観念運動失行など |
| | 角回 | 失読失書，ゲルストマン症候群，観念失行など |
| 後頭葉 | 第一次視覚野 | アントン症候群，同名半盲など |
| | 視覚前野 | 物体失認，相貌失認など |

〔病気がみえる vol.7 脳・神経，第2版，メディックメディア，20-33，2017を参考に作成〕

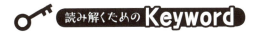 

### 前頭葉の機能
　特に前頭前野は，注意のコントロールや見当識，遂行機能など，人として生活していくうえで最も重要な機能を担っている。この機能が障害されると，注意障害，遂行機能障害，見当識障害，言語の障害，人格の変化，運動開始困難，運動維持困難などが認められる。ブローカ野は，発話や書字などにかかわる機能をもち，運動前野では熟練した運動の準備，補足運動野では一連の運動をプログラムするなどの機能を担っているといわれている。

### 側頭葉の機能
　第一次聴覚野は，聴覚刺激を聴覚情報として受け取り音としてとらえる機能，ウェルニッケ野は言語を理解する機能をもっている。また，側頭連合野は視覚情報による物体認識や高次の聴覚情報処理，記憶に関する機能を担っている。一側の聴覚野の損傷では，病巣と反対側耳の聞き取りが低下するが，純音聴力検査や語音弁別検査の低下は示さないといわれている。一方，両側の聴覚野に損傷が生じるとすべての環境音が認知できなくなる症状，いわゆる聴覚失認（広義）が認められるといわれている。

### 頭頂葉の機能
　体性感覚野は，体側の身体部位の体性感覚を司る機能や感覚刺激を受け取る機能をもっている。また，縁上回は体性感覚連合野から感覚情報や視覚情報をとらえ物体を認識する機能，角回は，後頭葉から言語に関連する視覚情報を受け取り，「読む」「書く」「計算」などの機能と深いかかわりをもっている。

### 後頭葉の機能
　第一次視覚野では視覚情報から形，色，動き，奥行きなどの情報をとらえ，それらの情報を高次の視覚野へ送る機能をもっている。また，視覚前野は物体の認識や空間認知を行う機能を担っているといわれている。両側の一次視覚野が広く障害されると完全な盲となり，見えていないのに見えていると主張する現象をアントン症候群という（皮質聾で同じような主張をする場合もアントン症候群に含まれる）。

### 保続
　たとえば，呼称の場面で一度，みかんの絵を見て「みかん」と表出した後に，コップの絵を見ても「みかん」と誤るというように，一度表出された言葉が不適切な場面で生じる場合を保続という。保続には，運動性保続と感覚性保続があるが，この場合の症状は運動性保続である。保続の原因としては，注意障害，抑制過程の障害などさまざまな説が報告されている。

---
解答
① 水，② ウェルニッケ，③ 角回，④ 音読，⑤ 右，⑥ 頭頂

## 3 失語症の症状 ── ①流暢性

**1** 失語症における流暢性について空欄を埋めなさい。

- 流暢性とは，失語症の発話面の特徴を示す重要な概念であり，（ ① ）分類の基準の一つである。
- 日本の総合的失語症検査である（ ② ）検査では，発話の流暢性が評価できる。
- Goodglass and Kaplanが示したボストン失語症診断検査の話し言葉の特徴に関する評価尺度として，（ ③ ），（ ④ ），構音能力，文法的形態，会話中の錯語，喚語の6つの特徴と聴覚的理解の尺度があげられている。
- Bensonが示した流暢性の評価項目には，発話量，（ ⑤ ），構音，句の長さ，プロソディ，内容，錯語の頻度があげられている。この評価法で，得点の低いほうが（ ⑥ ），得点の高いほうが（ ⑦ ）と判断される。
- 紺野によると，非流暢の要素は，（ ⑧ ），発話単位の短さ，発話量の低下に集約されるという[1]。

> **HINT**
> ▶流暢性の評価は自発話を見る。

● Benson（1967）の流暢性評価

| 発話の特徴 | 非流暢性失語 | 流暢性失語 |
|---|---|---|
| 量 | 乏しい | 正常 |
| 努力性 | 努力性の増大 | 正常な発語の状態 |
| 構音 | 運動性構音障害 | 正常 |
| 句の長さ | 短い | 正常 |
| プロソディ | 障害あり | 正常 |
| 意味内容 | 多い名詞単語 | 名詞単語の欠如 |
| 錯語の出現 | めったにない | よくある |

〔D. F. ベンソン，他（著），中村裕子（監訳）：臨床失語症学．西村書店，106，2006〕

# 第2章 失語症の基礎

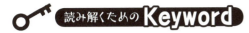 読み解くための Keyword

### WAB失語症検査
この検査は失語症の鑑別診断検査である。英語版のWAB失語症検査は1982年にKertesz(カーティス)により作成され，1986年に日本語版がWAB失語症検査日本語版作製委員会によって作製された。この検査の特徴は，タイプ分類が可能なこと，言語以外の高次脳機能障害の課題が含まれていること，流暢性評価が可能なことなどである。

### ボストン学派の失語症タイプ分類の基準
失語症のタイプを「流暢性」「聴覚的理解」「復唱」の障害の程度によって，ウェルニッケ失語，ブローカ失語，超皮質性感覚失語，超皮質性運動失語，超皮質性混合失語，伝導失語，失名詞失語，全失語の8つに分類している（p.27 参照）。

### プロソディ障害
話し言葉のアクセントやイントネーション，リズム，メロディなどの障害をプロソディ障害という。失語症者のプロソディ障害は，発語失行や失語症状に伴って生じる。

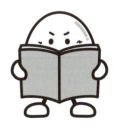

解答　① 失語症タイプ，② WAB失語症，③ メロディー（韻律），④ 句の長さ，⑤ は順不同，⑥ 努力的，⑦ 流暢，⑧ 発語失行

# 3 失語症の症状──②言語症状（発話面）

**1** 失語症の言語症状（発話面）について空欄を埋めなさい。

- 意図した語が正しく思い出せず，何も喚語できない状態を（ ① ）という。この症状は，失語症の中核症状である。
- （ ① ）のように言葉が出てこない場合に，その語の周辺的なことを説明する症状を（ ② ）という。
- 一度表出された言葉が，後に不適切な場面で生じる場合を（ ③ ）という。
- ある語の表出をする際に，その目標語が推測できる範囲内において，その語の一部の音が他の音に入れ替わったり，省略されたり，他の音が加わったりする症状を（ ④ ）という。
- ある語の表出をする際に，目標語そのものが他の語に置き換わる症状を（ ⑤ ）という。その際，表出された語が意味的な関連が認められる場合を（ ⑥ ）という。
- ある語を表出する際に，その目標語と意味的に関連をもたないものの音韻的に類似した実在語を表出するような言い誤りを（ ⑦ ）という。
- ある語を表出する際に，2つ以上の記号素があわさって生じた錯語のことを（ ⑧ ）という。
- ある語の表出をする際に，その語の多くの音が他の音に入れ替わったりすることでもはや目標語が推定できず，その表出されたものが日本語として存在しない場合を（ ⑨ ）という。
- 聞き手が理解不能な意味の取れない発話を（ ⑩ ）という。
- 新造語が多く出現し，聞き手が意味の取れない発話であるものの，助詞などの機能語の判断が可能な場合を（ ⑪ ），加えて聞き手が機能語の判断すらできない発話を（ ⑫ ）という。また，語性錯語が多く出現し，意味の取れない発話を（ ⑬ ）という。

💡 HINT
▶解答（③）の解説は，p.13を参照のこと

📝 MEMO
▶音韻性錯語は，音素性錯語や字性錯語ともいう。

📝 MEMO
▶記号素とは，実詞，接頭辞，接尾辞，語幹など，意味をもつ最小の単位のこと。形態素ともいう。

💡 HINT
▶ジャルゴンの分類には，さまざまな組み合わせがあるので注意しよう。

## 読み解くための Keyword

**喚語困難**

　意図した語が正しく思い出せず，その際，何も喚語できない状態のことを喚語困難という。これは，失語症の中核症状のひとつである。ただ，このような状態は，失語症でなくとも認められる。喚語困難をきたした際に，「喉のところまで出ているけれども出てこない」という表現がなされることもあるが，これを tip of the tongue 現象（舌端現象）という。

**迂言**

　「ビール」が目標語の際に，「あの……冷たくてごくごく飲む……酔っ払う」というように，目標語の周辺的なことを説明する症状を迂言という。

**音韻性錯語**

　「とうもろこし」が目標語の際に，「とうのろこし（置換）」や「とうもこし（省略）」「とうもろこしき（付加）」など，目標とする語が推測できる範囲内の音の誤りを示す症状を音韻性錯語という。

**語性錯語**

　「とうもろこし」が目標語の際に，「ばなな」「つくえ」など，目標とする語そのものが他の語に置き換わる症状を語性錯語という。この語性錯語のなかで意味的に関連のある語に誤った場合，たとえば「とうもろこし」を「ばなな」と誤った場合，"たべるもの""黄色""細長い"という意味的な関連のある語への誤りと解釈できるため，この症状は「意味性錯語」ととらえる。

**形式性錯語**

　鳥の「カラス」が目標語の際に，「カラテ」「ガラス」など目標語とは意味的な関連性がないものの，音韻的に似かよった実在語を表出する症状を形式性錯語という。

**記号素性錯語**

　「水」が目標語の際に，「みず/せんたく」や「かたな/うめ」のように，2つ以上の記号素があわさって生じた錯語のことを記号素性錯語という。

**新造語**

　「みかん」が目標語の際に，「ちたほされ」や「きにときど」など，目標語が推定できず，かつ日本語に存在しない表出された音列を新造語という。

**ジャルゴン発話**

　ジャルゴン発話は，ウェルニッケ失語などの流暢性失語に多く認められる。

　新造語ジャルゴンは，たとえば「さもきに　こたきねが　じとねきほます」というように，新造語が多く出現し，意味の取れない発話であるが，聞き手が助詞や助動詞などの機能語が判断可能であるものをさす。新造語ジャルゴンは，無意味ジャルゴンや音韻性ジャルゴンともよばれる。音素性ジャルゴンとは，たとえば「ねはさもきりこたき　ねしじえねきほま」というように，意味の取れない発話であり，さらに，聞き手が機能語の判断もつかないものをさす。音素性ジャルゴンは，未分化ジャルゴンともいう。意味性ジャルゴンとは，「たまごをくるまと　おちゃで　うつる」というように，個々の語は意味をもつものの，全体的には何を意味するのかわからない発話をさす。意味性ジャルゴンは，錯語性ジャルゴンともよぶ。

## 3 失語症の症状 ── ③言語症状（発話面）

**1** 失語症の言語症状（発話面）について空欄を埋めなさい。

- 何か発話しようとすると特定の同じ音や言葉を繰り返してしまう症状を（ ① ）という。その繰り返されるものが意味のある場合は（ ② ），意味のない場合は（ ③ ）とよぶ。
- 相手が言った言葉をそのまま繰り返してしまう症状を（ ④ ）という。
- ことわざなどのはじめの部分が聴覚刺激として入力されると，自動的に後半部分を補ってしまうような現象を（ ⑤ ）という。
- 自身の表出した言葉を強迫的に繰り返してしまう状態を（ ⑥ ）という。
- 文の発話をしようとする際に，助詞や助動詞などの機能語が脱落してしまう症状を（ ⑦ ），それに対し，機能語が誤った使われ方をしてしまう症状を（ ⑧ ）という。

MEMO

▶機能語とは，助詞，助動詞，冠詞など実質的内容をもたずに文法的な機能を果たす語のこと。

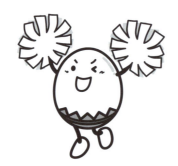

第2章　失語症の基礎

## 読み解くためのKeyword

### 再帰性発話
　再帰性発話は重度の非流暢性失語で認められる。たとえば，何かを発話しようとした際に，「とっとっとっとっ」や「こんにちは，こんにちは……」など特定の同じ音や同じ言葉を繰り返してしまうというような症状を再帰性発話という。「とっとっとっとっ」というような意味のないものの繰り返しは無意味性再帰性発話，「こんにちは，こんにちは……」というように意味のある言葉の繰り返しは実在語再帰性発話という。ただ，実在語再帰性発話も，表出されている語は実在語ではあるが，その語の意味で用いられているわけではない。

### 残語
　残語も重度の非流暢性失語で認められる。たとえば，何かを発話しようとした際に「おはよう」などの特定の言葉が出てきてしまう症状をさす。紺野は，残語と再帰性発話との違いは，残語は再帰性発話のように単調に反復するのではなく多様なイントネーションを伴い，それにより何らかの意味を伝える場合をさすことが多いとしている[1]。

### 反響言語
　反響言語は，超皮質性感覚失語や超皮質性混合失語（言語野孤立症候群）で認められる。たとえば，相手が「あなたの名前は何ですか」と言った際に，「あなたの名前は何ですか」というように相手が言った言葉をそのまま繰り返してしまう症状を反響言語という。その際，意味理解を伴わず強迫的に繰り返す場合を自動的反響言語とよぶ。相手が「あなたの名前は何ですか」と言った場合に相手に「私の名前は何ですか」というように完全な繰り返しではなく一部変化が認められる発話を反問性反響言語という。

### 補完現象
　補完現象は，超皮質性感覚失語や超皮質性混合失語で認められる。たとえば，ことわざのはじめの部分である「サルも木から」という聴覚刺激が入力されると，「落ちる」などと後半部分を補ってしまうような現象をいう。

### 反復言語
　錐体外路系，皮質下，前頭葉内側面の障害との関連性が指摘されている。前頭側頭型認知症や統合失調症，超皮質性運動失語で認められることもあるとされる。たとえば，相手の人に「好きな食べ物は」と尋ねられた場合に「りんご，りんご……りんご，りんご」や「りんごです……りんごです，りんごです」というように自身が表出した言葉を強迫的に繰り返してしまう症状を反復言語という。

### 失文法と錯文法
　失文法は，ブローカ失語や超皮質性運動失語の回復期に認められる。たとえば，"男の人がご飯を食べている"絵を見て，「男の人……ご飯……たべる」というように機能語が脱落するような症状が認められる。ただ，日本語の場合は，機能語のみならず動詞も脱落するといわれており[1]，上記の例でいうと「男の人……ご飯……」のように名詞のみの発話となる。錯文法は，機能語の脱落ではなく誤用であり，上記の例であれば"男の人にご飯で食べている"というような誤りを示す。

解答　①再帰性発話，②実在語再帰性発話，③無意味性再帰性発話，④反響言語，⑤補完現象，⑥反復言語，⑦失文法，⑧錯文法

## 3 失語症の症状 —— ④言語症状（聴覚的理解面）

**1** 失語症の言語症状（聴覚的理解面）について空欄を埋めなさい。

- 聴覚的理解障害の有無は，（ ① ）や（ ② ）とともに失語症のタイプ分類の要素のひとつである。
- 聴覚的理解障害は，大きく分けて，（ ③ ）の障害，音韻照合の障害，語彙として識別することの障害，意味理解の障害に分けられる。
- （ ③ ）の障害を呈する場合を（ ④ ）聾，音韻照合の障害を呈する場合を音韻聾，語彙として識別することの障害を呈する場合を（ ⑤ ）聾，意味理解の障害を呈する場合を（ ⑥ ）聾という。
- 失語症者では，高頻度語よりも（ ⑦ ），高心像語よりも（ ⑧ ），高親密語より（ ⑨ ）の理解がむずかしい。
- 失語症者の聴覚的理解の際，同カテゴリー内での選択の場合と異カテゴリー内での選択の場合を比較すると，（ ⑩ ）内での選択のほうが難易度が高い。
- 文の理解には，単語の理解だけでなく，文の（ ⑪ ）や統語構造から意味を解読する能力が必要とされている。また，それ以外にも，聴覚的（ ⑫ ）や文脈などが影響を与える。

> **HINT**
> ▶失語症のタイプ分類を行う際の3要素をもう一度思い出してみよう（p.15参照）。

第2章　失語症の基礎

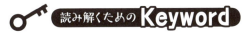

### 語音聾と音韻聾
　小嶋は，音響分析の障害によって生じる語音の聞き取りの障害を「語音聾」，音韻照合の障害によって生じる聞き取りの障害を「音韻聾」とよんでいる[1]。聴覚的理解の入力時点での誤りを呈する語音聾や音韻聾では，聴覚的な理解課題はもちろんのこと，復唱や書き取りが困難になる。

### 語形聾
　聴覚的に与えられた刺激が実在語かの判断が困難になった症状を語形聾という。たとえば，"たまご"という単語を聴覚的刺激として与えた際，語音認知は可能であるが，すでに経験を通して定着されているであろう/tamago/という語彙に照らしあわせることが困難となるため，「たまご」と復唱できてもその刺激に対する既知感は生じない。以上のように，語彙を照らしあわせる点での誤りを呈する語形聾では，聴覚的な理解課題はもちろんのこと，非語と実在語の判別が困難となる。

### 語義聾
　聴覚的に与えられた刺激が実在語かの判断は可能であるが，その意味の理解が困難になった症状を語義聾という。たとえば，"たまご"という聴覚的刺激に対して，既知感はあるものの，その意味がわからないという症状である。つまり，語義聾は，聴覚的に与えられた単語の語音弁別，語彙判断は可能であるが，その意味理解は困難である。ただ，刺激語そのものの概念が障害されているわけではないので，刺激語に対応する絵（例：卵の絵）の意味理解は可能である。

### 心像性と親密性
　心像性は，単語の意味する事象を感覚的に想起する際の容易さに対する評定値をいう。心像性は，具象名詞＞抽象名詞＞動詞＞形容詞＞機能語の順で低くなるといわれている[2]。心像性は「具象性」「意味を記述する際の容易さ」「親密度」との相関が高いといわれている。

　「親密度」は単語のなじみの程度をさす。多くの研究者が単語親密度の高い単語ほど，認知に必要な時間が短く，かつ認知の誤りが少ないと主張している[3]。

● 心像性，親密性の例

|  | 単語例 |
| --- | --- |
| 高心像かつ高親密 | 牛乳，りんごなど |
| 低心像かつ高親密 | 言葉，愛など |

### 聴覚的把持力
　失語症者は聴覚的把持力（auditory retention span：ARS）の低下を示す場合が多い[4]といわれている。聴覚的な言語情報を把持しておく能力のことをさす。この能力をみるための評価は，ポインティングスパンテストが用いられる。このテストで4単位保たれていれば，聴覚的把持力が聴覚的理解に影響を与えている可能性は少ないと考える。

解答　①流暢性，②喚語困難の有無，③語音分析（遅・速），④音韻，⑤語形，⑥語義，⑦聴神経性難聴，⑧中心性難聴，⑨伝導路障害，⑩迂言アプローチ，⑪機能再編

## 3 失語症の症状 — ⑤言語症状（読む）

**1 失語症の言語症状（読む）について空欄を埋めなさい。**

- 文字を見て声に出して読むことを（ ① ）という。
- 文字を見てその意味を理解することを（ ② ）という。
- 与えられた文字と形態的に似かよった文字への読み誤りのことを（ ③ ）という。
- 与えられた文字の音韻的な読み誤りのことを（ ④ ）という。
- 与えられた文字の意味的に似かよった読み誤りのことを（ ⑤ ）という。
- 深層失読は，（ ⑤ ）を認めることに加え，（ ⑥ ）の音読が非常に困難である。（ ⑤ ）だけでなく（ ③ ）も認められる。
- 表層失読は，（ ⑦ ）な読みの漢字の音読が困難で，（ ⑧ ）の読みは比較的良好である。
- 音韻失読は，（ ⑨ ）の読みは比較的保たれているが（ ⑥ ）の読みは困難である。

### HINT
▶視覚性錯読は，正書法錯読ともいう。

### MEMO
▶文字は，意味を表す「表意文字」と音声を表す「表音文字」に分類される。漢字は「表意文字」，平仮名および片仮名は「表音文字」に相当する。

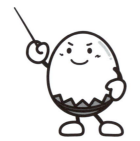

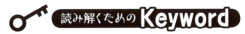

**音読**

「文字を見て声に出して読むこと」を音読という。音読する際に，意味理解がされている場合もそうでない場合もある。つまり，音読ができているからといって，意味理解がなされているとは限らない点に注意する。

**読解**

「文字を見て，その意味を理解すること」を読解という。読解する際に，音読を伴う場合もそうでない場合もある。音読ができなくても，読解は可能な場合も認められる。簡単な漢字の読解は，重度失語症者であっても可能な場合もある。

**錯読**

読む際にある文字を別の語として処理してしまう誤り症状のことをさす。錯読は，視覚性錯読，音韻性錯読，意味性錯読，類音性錯読に分けられる。視覚性錯読とは，たとえば，「恋人→ [へんじん]（変人）」のように与えられた文字と形態的に似かよった文字への読み誤りをさす。また，音韻性錯読は，たとえば，「とうもろこし→ [とうものこし]」のように与えられた文字の音韻的な読み誤りを示す。さらに，意味性錯読は，たとえば，「湖→ [いけ]」というように意味的に似かよった読み誤りをさす。類音性錯読は，たとえば「大学→ [おおがく]」というように，一文字ずつの読み方は文字に対応しているが単語としては意味をなさない読み誤りをさす。

**失読**

大脳の損傷によって生じる後天的な読字の障害のことをさす[1]。失読は，深層失読，表層失読，音韻失読などに分けられる。

深層失読は，非語（例：「とそなとに」）の音読が非常に困難で，実在語の音読の際にも意味性錯読（例：大根→ [かぶ]）や視覚性錯読（例：ナイフ→サイフ）などが認められるといわれている。ただ，実在語よりも非語の音読のほうがより困難である。

表層失読は，規則的な読み方をする実在語（例：たまご），および非語（例：かんとせ　など）の音読は可能であるが，非典型的な読みの漢字（例：七夕，煙草など）の音読は困難となる。意味性認知症で出現することが多いといわれている。

音韻失読は，実在語の読みは比較的保たれているが，非語の読みが困難で，非語を語彙化してしまうような誤り（例：とまに→ [とまと]）も認められる。

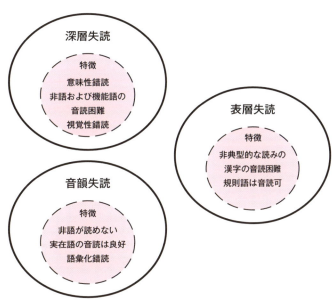

● 深層失読，音韻失読，表層失読の特徴

解答　①音読，②読解，③視覚性錯読，④意味性錯読，⑤類音性錯読，⑥非語，⑦非典型的，⑧深層，⑨表層

# 3 失語症の症状 ── ⑥言語症状（書く）

**1** 失語症の言語症状（書く）について空欄を埋めなさい。

- 絵や実物など意味的な刺激をうけて，それに対応する文字を書き表すことを（ ① ）という。
- 聴覚刺激をうけて，それに対応する文字を書き表すことを（ ② ）という。
- ある対象を似せて写すことを（ ③ ），文字を写すことを（ ④ ）という。
- 書く際に生じる漢字や仮名の誤りの症状を（ ⑤ ）という。
- 書字が選択的に障害された状態を（ ⑥ ）という。
- 錯書には，（ ⑦ ），（ ⑧ ），（ ⑨ ），（ ⑩ ）がある。
- 失書には（ ⑪ ），（ ⑫ ），（ ⑬ ）などがある。
- 各失読，失書の比較を下表に示した。

● 各失読および失書の特徴

| 失読の種類 | 失書の種類 |
|---|---|
| （ ⑭ ）失読<br><br>非典型語が読めない | （ ⑭ ）失書<br><br>非典型語が書けない |
| （ ⑮ ）失読<br><br>意味性錯読が出現する<br>非語や機能語が読めない | （ ⑮ ）失書<br><br>意味性錯書が出現する<br>非語や機能語が書けない |
| （ ⑯ ）失読<br><br>非語が読めない | （ ⑯ ）失書<br><br>非語が書けない |

HINT

▶音韻性錯書は字性錯書とも言う。

## 読み解くための Keyword

### 書称
「絵や実物など意味的な刺激をうけて，それに対応する文字を書き表すこと」を書称という。書字は，失語症者にとって最もむずかしい言語様式（モダリティ）であるが，そのなかでも書称は，意味的な刺激の理解から語彙や音韻を想起するという段階を要することから他の書字課題に比べ，難易度が高いと考えられる。

### 書き取り
「聴覚刺激をうけて，それに対応する文字を書き表すこと」と書き取りという。書き取りは，音が与えられるぶん，音韻の想起の段階までは書称よりも容易になるため，書称よりも難易度が低いと考える。ただし，聴覚障害や聴覚失認，純粋語聾など入力段階に問題がある場合は，書き取りのほうが困難となる。

### 模写と写字
模写とは「似せて写すこと」で似せて写す対象は限定されていないのに対し，写字は「文字を写すこと」でその対象は"文字"である。つまり，ある患者が「模写が可能である」か「写字が可能である」かには大きな障害メカニズムの違いがある。写字課題を観察する場合には，その結果のみに着目するのではなく，その写字の過程，つまり，書き順や拙劣さなどに着目することが大切である。

### 錯書
書く際に生じる漢字や仮名の誤りの症状を錯書という。錯書には，形態性錯書，音韻性錯書，意味性錯書，類音性錯書などがある。

形態性錯書は，たとえば，「績→積」というように形態的に似かよった文字への書き誤りをさす。また，音韻性錯書は，たとえば，「かえる→かえく」のように，音韻的な障害がベースとなる書き誤りをさす。さらに，意味性錯書は，たとえば，「腕→肘」というように意味的に似かよった文字への書き誤りをさす。類音性錯書は，たとえば「大学→打胃画句」というように，書字した文字が音的には目標語と対応しているものの，意味的にはまったく合わないという書き誤りをさす。

### 失書
書字が選択的に障害された状態を失書という。失書には，表層失書，音韻失書，深層失書などがある。

表層失書は，規則的な表記である仮名単語（例：[たまご]）や仮名非語（例：[みじたのけ]）の書字成績は良好であるのに対し，非典型的な表記が要求される漢字単語（例：「七夕」）は誤る。高頻度のものは書きやすいといわれており，誤りパターンは，同音異義語（例：七夕→田名場田）などが認められる。表層失書は，流暢性失語に多い。

深層失書は，非語（例：「みじのたけ」など）の書字が困難で，実在語の書字の際にも意味性錯書（例：馬→牛）が認められるが，非語よりも実在語のほうが成績はよい。

音韻失書は，実在語（例：たまご，卵）の書字成績は良好であるが，非語（例：みじのたけ）の書字は困難を示す。

解答
1 ①書称，②書き取り，③模写，④写字，⑤錯書，⑥失書，⑦形態性錯書，⑧音韻性錯書，⑨意味性錯書，⑩類音性錯書，⑪筆順（⑦〜⑩は順不同），⑫書取検査，⑬深層失書，⑭表層失書，⑮音韻（⑬〜⑮は順不同），⑯書称

## 3 失語症の症状 ── ⑦失語の分類

**1 失語の分類について空欄を埋めなさい。**

- 古典的失語分類は，（ ① ）の失語症理論をベースに確立された（詳細は p.3 を参照のこと）。
- ボストン学派の失語症タイプ分類の基準では失語症のタイプを（ ② ）や（ ③ ），（ ④ ）の障害の程度によって（ ⑤ ）つのタイプに分類している。
- 日本で広く使われているボストン学派の失語症タイプ分類は下図のとおりである。

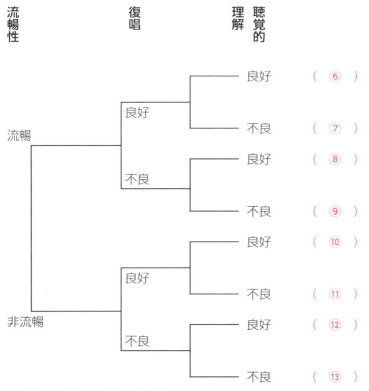

● ボストン学派の失語症タイプ分類

〔紺野加奈江：第2章　失語症のタイプ分類．失語症言語治療の基礎　診断法から治療理論まで．診断と治療社，38，2001〕

**MEMO**

▶ Wernicke-Lichtheim の図式に基づく失語型は，皮質性運動失語，皮質性感覚失語，伝導失語，超皮質性運動失語，皮質下性運動失語，超皮質性感覚失語，皮質下性感覚失語の7つである。なお，この失語症モデルで用いられている"皮質下性""皮質性""超皮質性"には解剖学的な意味はない。

# 第2章 失語症の基礎

## 読み解くためのKeyword

失語症のタイプ分類には，病巣の局在に基づくもの（古典的分類），言語障害の重症度や感覚障害と運動障害の有無を手がかりとしたもの（Schuellの失語症分類）などがある。日本では，ボストン学派の古典分類が広く使用されている。

● ボストン学派の古典分類

| 各言語項目<br>各失語型 | 流暢性 | 聴覚的理解 | 復唱 | 呼称 | 読解 | 書字 |
|---|---|---|---|---|---|---|
| ブローカ失語 | 非流暢 | 比較的保存 | 障害 | 障害 | 障害 | 障害 |
| ウェルニッケ失語 | 流暢 | 障害 | 障害 | 障害 | 障害 | 障害 |
| 伝導失語 | 流暢 | 比較的保存 | 障害 | 障害 | 比較的保存 | 障害 |
| 全失語 | 非流暢 | 障害 | 障害 | 障害 | 障害 | 障害 |
| 超皮質性混合失語 | 非流暢 | 障害 | 比較的保存 | 障害 | 障害 | 障害 |
| 超皮質性運動失語 | 非流暢 | 比較的保存 | 比較的保存 | 障害 | 比較的保存 | 障害 |
| 超皮質性感覚失語 | 流暢 | 障害 | 比較的保存 | 障害 | 障害 | 障害 |
| 失名詞失語 | 流暢 | 比較的保存 | 比較的保存 | 障害 | 比較的保存 | 比較的保存 |

〔Benson DF：Chap 14 Classical syndromes of aphasia. Boller F, et al.（eds），Handbook of neuropsychology, Vol. 1．Elsevier, Amsterdam, 267‒280 , 1988〕より一部抜粋，改変〕

解答

1 ①Wernicke-Lichtheim（ウェルニッケ-リヒトハイム），②流暢性，③復唱，④聴覚的理解，（2〜4は順不同），⑤8，⑥失名詞失語（健忘失語），⑦超皮質性感覚失語，⑧伝導失語，⑨ウェルニッケ失語，⑩超皮質性運動失語，⑪超皮質性混合失語，⑫ブローカ失語，⑬全失語

# 3 失語症の症状──⑧ウェルニッケ失語・超皮質性感覚失語

**1** ウェルニッケ失語の特徴について空欄を埋めなさい。

- 自発話の特徴として流暢性に関しては（ ① ）で，プロソディは正常である。一回に発話される量や文の長さも正常であるものの，（ ② ）や語性錯語，（ ③ ）やジャルゴン発話が認められる。また，発話量に比較して（ ④ ）が少ない。
- 聴覚的理解は，（ ⑤ ）れる。（ ⑥ ）の識別がむずかしい場合と意味理解がむずかしい場合がある。
- 復唱能力は（ ⑦ ）れている。
- 読解能力は（ ⑧ ）れている。
- 書字能力は（ ⑨ ）れている。

**2** 超皮質性感覚失語の特徴について空欄を埋めなさい。

- 自発話の特徴として流暢性に関しては（ ⑩ ）で，プロソディは正常である。一回に発話される量や文の長さも正常であるものの，（ ⑪ ）錯語が認められる。
- 聴覚的理解は（ ⑫ ）れている。聴覚的理解の際，刺激をそのまま繰り返す（ ⑬ ）言語が認められることも多い。
- 復唱能力は（ ⑭ ）れている。
- 読解能力は（ ⑮ ）れている。
- 書字能力は（ ⑯ ）れている。
- （ ⑰ ）失語は，超皮質性感覚失語の一種である。

> **MEMO**
> ▶ウェルニッケ失語は，感覚性失語，受容性失語などのよび方もされる。

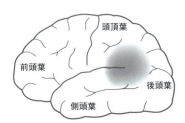

● ウェルニッケ失語のおもな病巣

# 第2章　失語症の基礎

## 読み解くためのKeyword

### ウェルニッケ失語

　発話面においては流暢で，プロソディ（詳細はp.15）も正常である。発話される量や長さにも問題はないが，音韻性錯語（詳細はp.17）や語性錯語（詳細はp.17）が認められる。また，音韻性錯語や語性錯語にとどまらず，新造語（詳細はp.17）やジャルゴン発話（詳細はp.17）が認められる場合もある。発話量に比較して情報量が乏しいのも特徴である。ただし，系列語の発話や歌唱は可能である。

　聴覚的理解面においては，音韻の識別がむずかしい場合，また，音韻の識別はできるがその後の意味の理解がむずかしい場合など，著明な理解力の低下を示す場合が多い。復唱能力においても音韻の識別の障害などが影響するため障害される。

　読む面においても障害されるが，音韻の識別に障害がある場合は，聴覚的理解よりも読解のほうが良好に保たれている場合もある。

　書字面においてはほとんど書けない場合も多いが，漢字で形態性錯書（詳細はp.25），意味性錯書（詳細はp.25），仮名で音韻性錯書（詳細はp.25）が認められる場合など"読む""書く"についての能力はさまざまである。

　責任病巣としては，ウェルニッケ野を含む側頭葉，角回，縁上回など環シルビウス溝言語野後方病変といわれている。

### 超皮質性感覚失語

　発話面においては，流暢でプロソディも正常である。発話量も多く，発話の長さも正常であるが，語性錯語が多く認められる。このタイプも発話量と比較して情報量が乏しく，空虚な発話である。復唱は良好に保たれている。

　聴覚的理解面においては，音韻の識別は可能であるが意味に結びつかず，単語レベルでも困難な場合から短文レベルになると障害が認められる場合まである。また，反響言語（詳細はp.19）を伴うことも特徴である。

　読む面においても著明な障害が認められる。音読が可能な場合でも，意味に結びつかない読解の障害が生じる。音読能力を漢字と仮名で比較すると，意味に頼らず規則的に音読できる仮名のほうが保たれており，漢字では，類音性錯読（詳細はp.23）が生じる。

　書字面においては，自発書字は漢字・仮名ともに困難で，書き取りは仮名のほうが保たれている。漢字は，類音性錯書（詳細はp.25）が認められる傾向がある。

　責任病巣としては，ウェルニッケ野を含まない左側頭葉後下部を中心とした後方の病巣などがあげられている。

　このタイプの失語症の一つに「語義失語」がある。「語義失語」と診断するためには，類音性錯読と類音性錯書を伴うことが必要である。また，いずれの言語様式でも，音韻の誤りが認められない点も特徴とされている。

# 3 失語症の症状 —— ⑨伝導失語・失名詞失語

**1 伝導失語の特徴について空欄を埋めなさい。**

- 発話面においては，（ ① ）性錯語が多く出現し，それを自己修正しようとする（ ② ）行為が認められる。
- 聴覚的理解は（ ③ ）れている。
- 復唱能力は（ ④ ）れている。
- 音読能力は（ ⑤ ）は比較的良好であるが，（ ⑥ ）では（ ① ）性錯語が認められる。
- 読解能力は（ ⑦ ）れている。
- 書字能力は（ ⑧ ）れている。

**2 失名詞失語の特徴について空欄を埋めなさい。**

- 自発話の特徴として流暢性に関しては（ ⑨ ）で，プロソディは正常である。文法的な誤りもない。ただ，著明な（ ⑩ ）が認められる。
- 聴覚的理解は，（ ⑪ ）れている。
- 復唱能力は（ ⑫ ）れている。
- 読解能力は（ ⑬ ）れている。
- 書字能力は（ ⑭ ）れている。

> **MEMO**
> ▶伝導失語と同じような概念に，復唱失語や求心性運動失語がある。

> **MEMO**
> ▶失名詞失語は他のタイプの失語から回復して分類される場合と発症時から分類される場合がある。

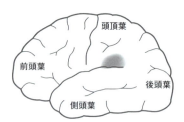

● 伝導失語のおもな病巣

第 2 章　失語症の基礎

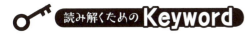 

### 伝導失語

　この失語症タイプの最大の特徴は，著明な復唱障害である。発話面の流暢性については「流暢」である。ただ，音韻性錯語が頻発し，それを自己修正する接近行為（発話時に音韻性錯語が認められた際，自身の誤りに気づき目標語に近づくように自己修正を繰り返すこと）が認められる際にはスムーズな印象に欠ける場合があるため，その判断を誤らないように注意する必要がある。文レベルの発話が認められ，表出される音の一つ一つには歪みは生じない。また，意味性錯語は少ないのも特徴である。

　聴覚的理解面は良好に保たれており，日常会話場面では支障をきたさない。ただ，複雑文になると理解低下を示すこともあるが，おもに文法障害と聴覚的把持力の低下のどちらかがかかわっている。

　音読は，仮名は比較的良好に保たれているのに対し，漢字では音韻性錯読が認められる。読解は，漢字・仮名ともに比較的良好である。書字も文レベルで可能であるが，仮名単語では音韻性錯書が認められることがある。

　責任病巣は，縁上回を中心とする左頭頂葉皮質および皮質下白質，または，弓状束などがあげられている。

　このタイプでともに認められやすい症状は，感覚障害，口腔顔面失行，観念運動失行である。

### 失名詞失語

　失名辞失語，健忘失語などのよび方もある。このタイプの失語症の特徴は，発話は流暢で，文法的な誤りもないものの，喚語能力が著明に障害される点である。また，目標語が喚語できないために迂言（詳細は p.17）や指示代名詞（例：これ，それ，あれ等）が認められ，発話量に比べて情報量が少なくなる。

　発話面以外の，聴覚的理解力や読解力，書字能力，復唱能力は，比較的良好に保たれている。

　責任病巣は特定されていない。

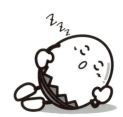

# 3 失語症の症状 ── ⑩ブローカ失語・超皮質性運動失語

**1** ブローカ失語の特徴について空欄を埋めなさい。

- 流暢性に関しては（ ① ）で，プロソディは障害されている。発話量は（ ② ），句の長さも（ ③ ）。発話量と比較して情報量が（ ④ ）。
- 文レベルの発話では，助詞の脱落など（ ⑤ ）が認められる。
- 聴覚的理解は発話に比べて（ ⑥ ）れている。
- 復唱能力は（ ⑦ ）れている。
- 音読能力は（ ⑧ ）れており，漢字と仮名で比較すると（ ⑨ ）のほうが保たれている。
- 読解能力は（ ⑩ ）れており，漢字と仮名で比較すると（ ⑪ ）のほうが保たれている。
- 書字能力は（ ⑫ ）れている。

**2** 超皮質性運動失語の特徴について空欄を埋めなさい。

- 発話の特徴として流暢性に関しては（ ⑬ ）である。発話量は（ ⑭ ），発話の長さも（ ⑮ ）。ブローカ失語には必須である（ ⑯ ）は認められない。
- 聴覚的理解は（ ⑰ ）れている。
- 復唱能力は（ ⑱ ）れている。
- 書字能力は（ ⑲ ）れている。

> **MEMO**
> ▶ブローカ失語は，運動失語，前方型失語，表出型失語などのよび方もされる。

> **MEMO**
> ▶超皮質性運動失語は，力動失語などのよび方もされる。

> **MEMO**
> ▶発語失行は，純粋語唖，構音失行，aphe-mia（アフェミー），anarthrie（アナルトリー）などのよび方もされる。

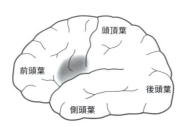

● ブローカ失語のおもな病巣

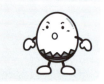

第2章　失語症の基礎

## 読み解くための Keyword

### ブローカ失語

　発話の流暢性に関しては，「非流暢」で，自発話の量も少ない。発話開始時の困難さも認められる。1回に発話される量も少なく，句の長さも短い。不自然な高さや単調なリズム，たどたどしさなどプロソディの障害も著明で，語性錯語，音韻性錯語ともに認められる。文レベルの発話が認められることもあるが，助詞の脱落，助動詞の脱落などいわゆる失文法が生じる場合が多い。重度例では，残語や再帰性発話のみの発話となることもある。また，発語失行は，このタイプの失語症の中核症状である。発語失行や喚語困難，発話開始時の困難さなどさまざまな要因が非流暢さにつながっていると考える。

　聴覚的理解面においては，統語処理能力の低下や聴覚的把持力の低下などが影響して理解がむずかしくなることもあるが，発話に比べれば保たれている機能といえる。復唱に関しては障害されており，その要因は，入力段階よりも出力段階にある。

　読む面においても障害されるが，音読・読解ともに仮名よりも漢字のほうが保たれている場合が多い。

　書字面においては，書き取り，書称ともに障害される場合が多い。このタイプは，右片麻痺を伴う場合が多いので，書字の際，鏡映書字が出現することがある。鏡映書字とは，書き出す文字の形が左右逆転して鏡像を示すものである。

　責任病巣としては，左中心前回と中下前頭回の後半部，島などがあげられている。

### 超皮質性運動失語

　発話面においては，非流暢で，発症初期は，まったく話さない無言症という症状が認められることが多い。発話量は少なく，発話の長さも短い。発語失行は認められないが保続や発話開始困難を認める。前頭葉症状を合併することが多い。

　聴覚的理解は比較的良好に保たれている。復唱も良好である。

　音読に関しては，錯読や保続を認めることがある。書字面に関しても著明な障害が認められるが，漢字も仮名もどちらかが障害されやすいという傾向はない。

　責任病巣としては，ブローカ野の前方あるいは上方，補足運動野を含む前頭葉内側面などがあげられている。

33

# 3 失語症の症状 ── ⑪超皮質性混合失語・全失語

**1 超皮質性混合失語の特徴について空欄を埋めなさい。**

- 流暢性に関しては（ ① ）で，4つの言語様式に重度な障害を認めるが（ ② ）のみ良好に保たれている。
- 自発話は障害される。また，（ ③ ）言語や（ ④ ）現象が認められる。
- 聴覚的理解は（ ⑤ ）れている。
- 音読能力は（ ⑥ ）れている。
- 読解能力は（ ⑦ ）れている。
- 書字能力は（ ⑧ ）れている。

**2 全失語の特徴について空欄を埋めなさい。**

- 発話面の流暢性においては（ ⑨ ）で，その発話は新造語，（ ⑩ ），（ ⑪ ）である。
- 聴覚的理解は（ ⑫ ）れている。
- 復唱能力は（ ⑬ ）れている。
- 読解能力は（ ⑭ ）れている。
- 書字能力は（ ⑮ ）れている。

📝 **MEMO**

▶超皮質性混合失語は，混合型超皮質性失語や言語野孤立症候群などのよび方もされる。

### 読み解くためのKeyword

**超皮質性混合失語**

　このタイプは，「話す」「聴く」「読む」「書く」の項目において重度の障害を認めるが，復唱能力だけは良好に保たれているという特徴をもつ。

　発話面において非流暢で自発話が強く障害され，反響言語や補完現象が認められる。反響言語とは，前述したように相手が言った言葉をそのまま繰り返してしまう症状（p.19）のことである。つまり，復唱は良好であるが，その意味の理解はできていない。意味が通らない復唱を行うため，非文や無意味語の復唱も可能である。また，補完現象とは与えられた刺激の未完成な部分を補ってしまうような現象（p.19）のことであるが，この現象の際にも意味を伴っていないと考えられている。

　聴覚的理解力，読解力，書字能力においても，著明な低下が認められる。

　責任病巣は，ブローカ野の前方あるいは上方および側頭，頭頂，後頭葉接合部領域といわれている。

**全失語**

　すべての言語様式において，重度な低下をきたす。発話面においては非流暢で，表出されるのは，日本語として存在しない新造語もしくは再帰性発話や残語に限られる。聴覚的理解面においては単語レベルでも著明な困難をきたす。重度ブローカ失語との区別はむずかしいが，単語レベルで40％以上の正答率であれば全失語ではなくブローカ失語と判断される。読解能力，音読能力，復唱能力，書字能力もすべて重度に障害される。

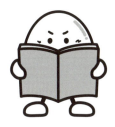

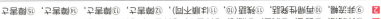

### 解答

**1** ①非流暢，②復唱，③構音，④錯語，⑤障害，⑥障害，⑦良好，⑧障害

**2** ⑨非流暢，⑩聴覚的理解，⑪錯語，⑫（保たれる），⑬障害，⑭障害，⑮障害

# 3 失語症の症状 —— ⑫皮質下性失語・小児失語症

**1** 皮質下性失語について空欄を埋めなさい。

- 皮質下性失語は，症状ではなく（ ① ）で分類される。
- 皮質下性失語は，左（ ② ）病変を中心とした病巣で生じるものと左（ ③ ）病変を中心とした病巣で生じるものに分けられる。
- 皮質下性失語の予後は，（ ④ ）とされている。
- 皮質下性失語では，自発話において（ ⑤ ）の低下をきたす。
- 皮質下性失語では，復唱能力は（ ⑥ ）れている。
- 左被殻の後方病変タイプの症状は（ ⑦ ）失語に類似する。

**2** 小児失語症について空欄を埋めなさい。

- 小児失語症の原因で最も多いのは（ ⑧ ）である。
- 小児失語症の症状について，以前は非流暢で（ ⑨ ）の低下や発話量の減少を認め，（ ⑩ ）や語聾はほとんど認めないといわれていたが，現在では，成人の失語症のようにさまざまな症状が報告されている。
- Landau-Kleffner症候群は約7〜8割の割合で（ ⑪ ）を伴う。
- Landau-Kleffner症候群ではじめに機能低下を示すのは（ ⑫ ）理解といわれている。

📝 **MEMO**

▶皮質下の病巣を呈する失語症は，「視床失語」「被殻・内包失語」「皮質下性失語症群」「線条体失語」「基底核失語」などとよばれている。

📝 **MEMO**

▶左視床に言語を司る機能があるかどうかの議論は，いまだ結論が出ていない状況にある。

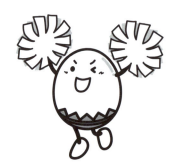

## 読み解くための Keyword

### 皮質下性失語

皮質下性失語は，左の視床病変を中心とした病巣で生じるものと左被殻を中心とした病巣で生じるものに分けられる。古典的分類では症状で分類されるが，皮質下性失語は病巣によって分類される。その症状は，皮質への進展具合で異なるといわれているが，その予後は良好であるとされている。また，自発話では声量の低下をきたすものの，復唱では発話が明瞭になるというような場面によって症状が変わるという特徴を示すといわれている。

左の視床病変で生じる失語症は，視床失語という。視床失語の特徴として，まず，声量の低下があげられる。また，発症初期は自発話の減少がみられ，その後も，喚語能力低下がみとめられる。さらに，復唱能力は良好に保たれているが，注意障害を背景とする保続や症状の変動などが認められる。

左被殻を中心とした病変による失語の前方病変のタイプでは非流暢な発話となり，このタイプも声量の低下をきたし，喚語能力の低下も認める。それに対し，後方病変のタイプの発話は音韻性錯語や語性錯語，新造語など流暢性失語に類似した症状が認められる。

### 小児失語症

福迫は，発達性失語症や先天性小児失語症などと区別するために「小児失語症」に「後天性」という名をつけて，「後天性小児失語症」という名称を使用している[1]。「後天性小児失語症」とは，小児期に起きた大脳の器質的病変による言語機能の障害と定義されている。現在では，一般的に「小児失語症」には先天性の発達障害による言語障害は含まないとされているため，「後天性小児失語症＝小児失語症」ととらえてよいと考える。

福迫によると，小児失語症の大脳損傷部位は，やはり左半球損傷例が多いが，成人と比較して両側大脳半球損傷例の割合が多いとされている。その原因疾患は頭部外傷が最も多く，次いで痙攣発作や脳血管障害があげられている[1]。

小児失語症の言語症状は，以前は，言語活動の低下や発話量の減少，喚語障害などを認め，その発話は非流暢であるとされ，成人の失語症との違いが注目されていた。しかし，近年では，小児失語症でもさまざまな症状が報告されており，古典分類のタイプと対応する症例が数多く報告されている。

小児失語症の一つであるLandau-Kleffner症候群は，木全によると，「発症までは正常な精神運動発達を示すが急性または亜急性に脳波異常と後天性の聴覚失認や失語症をきたす稀な疾患」とされている[2]。

その原因には炎症性の脳疾患や免疫反応の関与の可能性などがあげられているが結論には至っていない。この症候群では，言語理解面，言語発話面の双方に障害をきたすが，はじめに機能低下を示すのは聴覚的理解であるといわれている。好発年齢は3〜10歳といわれており，その症状は突然生じ，また，てんかん発作を伴うことも多くその後ゆっくりと進行していくとされている。女児より男児に多いといわれている。

---

解答

1 ①準備, ②視床, ③被殻, ④(左前頭回), ⑤段階, ⑥伝た, ⑦流暢性

2 ⑧頭部外傷, ⑨言語活動, ⑩ランドゥクレフナー, ⑪てんかん発作, ⑫聴覚的

## 3 失語症の症状 ── ⑬発語失行

**1 発語失行について空欄を埋めなさい。**

- 発語失行を提唱したのは（ ① ）である。
- 発語失行がある場合，（ ② ），音読，（ ③ ）など発話を伴う項目はすべて成績低下を示す。
- （ ① ）は，発語失行について「大脳損傷の結果，音韻の随意的な産生のために発話筋群のポジショニングと運動の順序を（ ④ ）する能力が障害されたために起きる（ ⑤ ）の障害」と定義している。
- 責任病巣はおもに（ ⑥ ）といわれている。
- 発語失行の特徴として，次のようなものがある[1]。
  ①構音器官の選択，構音の位置，構音様式の誤り，声帯調節の誤り，構音器官の不必要な動きなど構音運動の異常が主で（ ⑦ ）性の誤りが主ではない。
  ②誤り方の（ ⑧ ）が乏しい。
  ③構音の複雑さに影響を受けるため日本語では構音の比較的簡単な母音よりも子音の誤りが多く，子音でも（ ⑨ ）音や /t//d//n/ などの歯茎音が簡単な傾向にある。
  ④構音の長さに影響を受け長いものほど誤りが多い。
  ⑤（ ⑩ ）的発話と（ ⑪ ）的発話に差がない。
  ⑥自発話，（ ⑫ ），（ ⑬ ）間で構音に差がない。
  ⑦音節化構音のため発話速度の低下，ピッチの平坦化。
  ⑧（ ⑭ ）行動，発話開始の遅れ，音や音節の繰り返しがみられる。
  ⑨（ ⑮ ）失行は初期に合併することが多い。
  ⑩音の省略，（ ⑯ ），ひずみ，（ ⑰ ）などの誤りタイプ構音様式，位置，鼻音声の誤り分類は個人差と回復過程により異なる傾向がある。

> **MEMO**
> ▶発語失行は，「純粋語唖」「anarthrie」などさまざまな名前でよばれるので注意すること。

第2章　失語症の基礎

## 読み解くための Keyword

### 発語失行

　Darleyは，発語失行について「大脳損傷の結果，音韻の随意的な産生のために発話筋群のポジショニングと運動の順序をプログラムする能力が障害されたために起きる構音の障害」と定義している。発語失行を呈すると，呼称，語の列挙，音読，復唱など発話を伴う評価項目はすべて障害される。たとえば，視覚的に絵カード（例：大根の絵）を提示し，喚語を求めるような呼称課題を実施した場合，頭の中では［ダイコン］という音韻が立ち上がっているにもかかわらず，その音韻を音声として実現させるための運動プログラムがうまく発動せず歪みなどが生じてしまう。

　紺野は，純粋発語失行4例を継続的に調査し，発語失行の特徴を「①構音器官の選択，構音の位置，構音様式の誤り，声帯調節の誤り，構音器官の不必要な動きなど構音運動の異常が主で音韻性の誤りが主ではない，②誤り方の一貫性が乏しい，③構音の複雑さに影響を受けるため日本語では構音の比較的簡単な母音よりも子音の誤りが多く，子音でも両唇音や /t//d//n/ などの歯茎音が簡単な傾向にある，④構音の長さに影響を受け長いものほど誤りが多い，⑤随意的発話と自動的発話に差がない，⑥自発話，復唱，音読間で構音に差がない，⑦音節化構音のため発話速度の低下，ピッチの平坦化，⑧探索行動，発話開始の遅れ，音や音節の繰り返しがみられる，⑨口腔顔面失行は初期に合併することが多い，⑩音の省略，置換，ひずみ，付加などの誤りタイプ構音様式，位置，鼻音声の誤り分類は個人差と回復過程により異なる傾向がある」[1] と示している。

　このような症状の名称としては，「純粋語唖」「anarthrie」「音声学的解体症候群」なども用いられている。「発語失行」は，その名のとおり発話の際に生じた「失行」の症状としてとらえられており，日本の臨床家には最も多く用いられている名称である。この障害は，ブローカ失語に伴うことが多いが，失語症状を認めない場合もあり，その場合は「純粋発語失行」とよばれている。その責任病巣は，おもに左中心前回下部といわれている。このような"発語失行"以外の名称に関しては，小嶋は，この症状を失行ではなく何らかの運動の障害ととらえる立場，または，失語症の枠内としてとらえる立場で用いる名称が異なるとしている[2]。

---

解答

**1** ①Darley（ダーレー），②呼称，③復唱，④プログラム（は順不同），⑤右中心前回下部，⑥喚語，⑦一貫性，⑧探索，⑨両唇，⑩歯茎，⑪自動（は順不同），⑫口腔顔面，⑬左中心前回下部，⑭強勢，⑮口腔顔面失行，⑯運動，⑰行為（は順不同）

39

## 3 失語症の症状 —— ⑭純粋語聾・純粋失読

**1 純粋語聾について空欄を埋めなさい。**

- 純粋語聾は4つの言語様式のなかで（ ① ）のみが障害される。
- 純粋語聾の特徴として（ ② ）を認知することができない。
- 純粋語聾の特徴として電車音や雨の音など，（ ③ ）音は認識できる。
- 純粋語聾の場合，聴覚的理解をはじめ，（ ④ ），（ ⑤ ）が障害される。
- 病巣としては両側の（ ⑥ ）などがあげられている。

**2 純粋失読について空欄を埋めなさい。**

- 純粋失読は，4つの言語様式のなかで（ ⑦ ）のみ障害される。
- 文字をなぞると音読ができることがあるがその行為を（ ⑧ ）あるいは（ ⑨ ）という。
- 文字を一つずつさして読む行為を（ ⑩ ）という。
- 随伴しやすい症状には（ ⑪ ）呼称障害や（ ⑫ ）半盲などがある。
- 病巣としては，（ ⑬ ）と脳梁膨大部，あるいは，側脳室後部下から（ ⑭ ）間の白質病変などがあげられている。

> **MEMO**
> ▶環境音失認（狭義の聴覚失認）と純粋語聾があわさったものが広義の聴覚失認である。

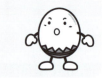

第 2 章　失語症の基礎

## 読み解くためのKeyword

### 純粋語聾

　純粋語聾は，「聴く」「話す」「読む」「書く」の 4 つの言語様式（モダリティ）のなかで，「聴く」のみが障害される。その症状は，聞き取りに障害をきたすほどの聴力低下は認められないにもかかわらず，人の話す言葉を聞いても，その語音を認知することができない。そのため，評価項目では，聴覚的理解課題をはじめ，復唱課題，書き取り課題に困難をきたす。

　環境音の認知は保たれているにもかかわらず，言語音の認知のみが障害される。そのため，日常的なコミュニケーション場面で問いかける際に，文字刺激を視覚的に提示する方法をとると，たちまち理解が可能となる。

　その障害は，聴覚の情報が第一次聴覚野には到達するもウェルニッケ野に届かないという状況になると生じると考えられている。

　病巣は，両側の側頭葉損傷もしくは左のみの側頭葉損傷といわれている。

### 純粋失読

　純粋失読は「聴く」「話す」「読む」「書く」の 4 つの言語様式（モダリティ）のなかで，「読む」のみが障害される。その症状は，視力の低下，視覚失認，注意障害などは認められないにもかかわらず，文字を見ても音読，読解ができなくなる。つまり，きちんと文字の形はとらえることができているにもかかわらず「読む」ことが困難となる。

　書字は可能であるが，自身が書いた文字を読めないという症状をきたす。音読できない場合に文字を指でなぞるとたちまち音読できる場合もある。この行為を「なぞり読み」や「運動覚促通」という。また，仮名を一文字ずつ指差して読むような行為をする場合がある。これを「逐次読み」という。

　純粋失読に随伴する可能性が多い症状としては，色名呼称障害や右同名半盲などがある。

　病巣は，左後頭葉内側面と脳梁膨大部であるという考えと，側脳室後部下から角回間の白質病変とする考えがある。

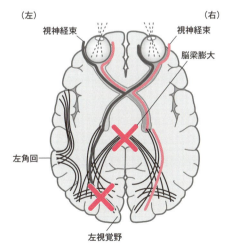

● **純粋失読の古典的なメカニズム**
左後頭葉内側面の損傷では右視野からの情報が，脳梁膨大部の損傷では，左視野からの情報が左角回に伝わらない。

解答
1 ①聴く，②話す，③読む，④書く，⑤書き取り，⑥側頭葉
2 ⑦なぞり読み，⑧逐次読み，⑨運動覚促通，⑩視覚失認，⑪音読，⑫右同名，⑬左後頭葉内側面，⑭角回

41

# 3 失語症の症状 ── ⑮純粋失書・それ以外の失書

**1** 純粋失書について空欄を埋めなさい。

- 純粋失書は4つのモダリティのなかで，（ ① ）のみが障害される。
- 純粋失書の症状は，書称，（ ② ）で認められる。文字を書き写す課題である（ ③ ）は可能である。
- 責任病巣としては（ ④ ）（Exnerの書字中枢），上頭頂小葉などといわれている。

**2** 純粋失書以外の失書について空欄を埋めなさい。

- （ ⑤ ）性失書は，（ ⑤ ）によって文字形態の実現に困難を示すといわれている。
- （ ⑥ ）性失書は，視覚認知障害によって文字形態の実現に困難を示すといわれている。
- 構成失書は，（ ⑦ ）に伴う文字の形の崩れを主体とするといわれている。その背景に（ ⑤ ）性失書もしくは（ ⑥ ）性失書が存在すると考えられている。
- 大槻らによると，左側頭葉後下部〜角回は文字の（ ⑧ ）と変換にかかわると考えられており，左側頭葉後下部の損傷では（ ⑨ ）文字，角回では（ ⑩ ）文字に強い失書が認められるとされている[1]。

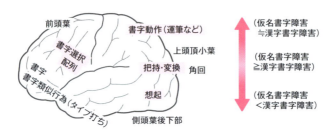

● **書字の神経機構**
〔大槻美佳：書字の神経機構．臨神経 46：919-923, 2006 より〕

> **MEMO**
> ▶一般的に失語症では，書字の障害が最も重度である。

> **MEMO**
> ▶太田によると，日本人の構成失書は，漢字と片仮名に生じやすいが，自動的運動覚的要素の強い平仮名には現れにくいとしている[2]。

第2章 失語症の基礎

## 読み解くためのKeyword

### 純粋失書

　純粋失書は，「聴く」「話す」「読む」「書く」の4つの言語様式（モダリティ）のなかで，「書く」のみが障害される。その症状は，書字行為に影響を与えるほどの運動障害，失行，注意障害などは認めないにもかかわらず，書くことがむずかしくなる。たとえば，"犬" の絵を提示されて，その絵に対応する文字を表出するように促された場合に，口頭では［イヌ］と発話もしくは頭の中で／イヌ／と音韻が立ち上がっても，その文字の形を思い出すことができないなどの症状を示す。このような症状は「書称」だけでなく，音声刺激に対応する文字を書き表す「書き取り」でも困難を示す。文字が視覚的に提示される「写字」は可能である。漢字・仮名の乖離は認められず，双方の成績低下を示す。失語症の症状としても，書字の障害は必ず存在するが，純粋失書では書字以外の言語様式課題はすべて保たれているという点で失語症で認められる書字障害とは区別される。

　病巣は，中前頭回脚部（Exnerの書字中枢），上頭頂小葉などがあげられている。

### 失行性失書

　山鳥によると，文字形態の実現が失行のために阻害されるものであるが，これは理論的解釈であって，実際の失行との関係は必ずしもはっきりしたものではないと述べている[3]。

　たとえば，"犬" の絵を提示されて，その絵に対応する文字を表出するように促された場合に，"犬" や "いぬ" などの文字の形を頭の中に思い浮かべることまではうまくできても，その形を実現するまでの書字運動プログラムがうまく作用しないなどの症状を示す。

### 空間性失書

　視覚認知の障害が原因で生じる書字障害のことをさす。たとえば，"犬" の絵を提示されて，その絵に対応する文字を表出するように促された場合に，"犬" や "いぬ" などの文字の形を頭の中に思い浮かべることまではうまくできても，その形の実現に対し，自身の書きだした文字に関して視空間的な確認がむずかしければ拙劣な文字となる。

### 構成失書

　櫻井によると，構成失書は構成障害に伴う字形の崩れを主体とする失書を意味しており，これも空間性失書や失行性失書でみられる字形のくずれと共通した面をもちその独立性に関して疑問がもたれていると述べられている[4]。つまり，構成失書の症状は，失行性失書もしくは空間性失書と同じ原因で引き起こされていると考えられている。

---

**解答**

1　①書く，②書き取り，③写字，④中前頭回脚部
2　⑤失行，⑥空間，⑦構成障害，⑧錯語，⑨漢字，⑩仮名

## 3 失語症の症状 ── ⑯交叉性失語・原発性進行性失語

**1 交叉性失語について空欄を埋めなさい。**

- 交叉性失語は，（ ① ）利きで（ ② ）半球損傷によって出現する失語症のことである。
- 交叉性失語の出現率は非常に（ ③ ）といわれている。
- 交叉性失語に特徴的な症状としては，文レベルの発話では（ ④ ）文法が認められる。書字面では（ ⑤ ）失書が認められることも特徴としてとらえられている。
- 交叉性失語に合併する症状としては（ ⑥ ）があげられている。

> **MEMO**
> ▶交叉性失語は，crossed aphasia とよぶ。

**2 原発性進行性失語についてについて空欄を埋めなさい。**

- 原発性進行性失語とは，脳の（ ⑦ ）疾患が原因で発症する失語症状があり，数年は（ ⑧ ）症状だけが先に進行していく症候群を指す。
- 原発性進行性失語の原因疾患には（ ⑨ ）やアルツハイマー病などがあげられている。
- 原発性進行性失語の下位分類として，（ ⑩ ）失語，（ ⑪ ）認知症，logopenic progressive aphasia がある。

> **MEMO**
> ▶原発性進行性失語は，以前，緩除進行性失語（slowly progressive aphasia without generalized dementia：SPA）という名称でよばれていた。

第2章　失語症の基礎

## 読み解くための Keyword

### 交叉性失語

　右利きで右半球損傷によって出現する失語症を交叉性失語という。昔は，左利きで左半球損傷による失語症もこのようによんでいたが，現在では，右利きで右半球損傷によって生ずる失語症の場合をさす。その出現率は非常に少ないといわれている。

　交叉性失語の症状の特徴としては次のとおりである。まず，発話面においては，非流暢であり失文法を認めるが，呼称や復唱は比較的良好に保たれている。聴覚的理解は比較的良好に保たれているが，書字面においてはジャルゴン失書が認められる。

　その症状は左半球損傷で認められる失語症状と同じように，前方の病変では非流暢型の失語症状，後方の病変では流暢型の失語症状が生じる。鏡像タイプと病巣と症状の対応がなされていない異常タイプがあるといわれている。

　合併する症状としては，半側空間無視があげられている。

### 原発性進行性失語

　脳の変性疾患が原因で発症する失語症状があり，数年は失語症状だけが先行して進行していくという症候群である。原因疾患としては，ピック病（前頭側頭型認知症），アルツハイマー病などがあげられている。進行性の失語症によるコミュニケーション障害が生活上での困難の主要な要因であり，他の認知症状は少なくとも数年は影を潜めているという。

　小森は，2001年にMesulamが策定した原発性進行性失語（primary progressive aphasia：PPA）の診断基準を紹介している[1]。その診断基準を下表に示した。さらに，原発性進行性失語（PPA）の下位分類である進行性非流暢性失語（progressive non-fluent aphasia：PNFA），意味性認知症（semantic dementia：SD），logopenic progressive aphasiaの3つの中核的特徴も報告している[1]。まず，進行性非流暢性失語（PNFA）の特徴は，失文法，失構音が認められることで，その画像所見は，内側前頭回，島，運動前野，補足運動野を含む左前頭葉下部〜後方部の異常を示すといわれている[1,2]。また，意味性認知症（SD）は，その特徴として喚語困難と語義理解障害が認められ，その画像所見は，左優位の側頭極〜下側頭回，中側頭回を含む側頭葉前方部に異常を示すといわれている[1,2]。さらに，logopenic progressive aphasiaでは，その特徴として語想起障害や短文復唱障害を認め，その画像所見は，左シルビウス溝後方部周辺および左頭頂葉領域の異常を示すと報告されている[1,2]。

● Mesulam（2001）の PPA 診断基準

| 必須条件 | 除外基準 |
| --- | --- |
| ・進行性の失語症によるコミュニケーション障害<br>・コミュニケーション障害が生活上での困難の主要な要因である<br>・他の認知症状は少なくとも数年は影を潜めている | ・他の器質的疾患で説明できるような言語症状や運動障害は除外<br>・精神疾患により説明できるような言語症状は除外<br>・エピソード記憶障害，行動障害など除外 |

〔小森憲治郎：原発性進行性失語：その症状と課題．高次脳機能研 32：393 - 404，2012〕

45

# MEMO

第 **3** 章

# 失語症の臨床

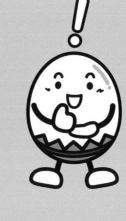

この章では,失語症の評価法や訓練法について学びます。前章で身につけた失語症の基本的な知識をもとに,ここでは,どのような方法でその症状を分析し,問題点を導き出していくか,あるいは,導き出した問題点に対して,どのような訓練法を選択していくか,その基本的知識を確認し,整理していきましょう。

# 1 失語症の評価 ── ①総合的失語症検査

**1 総合的失語症検査について空欄を埋めなさい。**

- 日本における代表的な総合的失語症検査には，標準失語症検査，（ ① ）検査（老研版），（ ② ）などがある。
- 標準失語症検査の下位項目は，計（ ③ ）項目で，「聴く」には，単語の理解，短文の理解，聴覚的に刺激に対して物品を操作する（ ④ ）など，「話す」には絵を見て，その名称をいう（ ⑤ ），動作絵を見て動作語をいう（ ⑥ ），四コマ漫画を見てその説明をする（ ⑦ ）などがある。
- 標準失語症検査で，被験者の反応は（ ⑧ ）段階評価で判断する。
- （ ① ）の特徴としては，採点法が（ ⑨ ）法であること，（ ⑩ ）度が自動的に判定できることなどがあげられる。
- （ ② ）の特徴としては，（ ⑪ ）指数と（ ⑫ ）指数が算出できること，検査得点から失語症を（ ⑬ ）つのタイプに分類できることなどがあげられる。

**MEMO**
▶標準失語症検査には，補助テストとして漫画の説明4題や呼称課題80題，動作絵の叙述10題，長文の理解などが追加されている。

**MEMO**
▶英語版WAB失語症検査では，古典的分類の8つのタイプに分類することができる。

● 代表的な日本の総合的失語症検査と特徴

| 代表的な日本の総合的失語症検査 | 特徴 |
| --- | --- |
| 標準失語症検査<br>(standard language test of aphasia：SLTA) | 6段階で評価<br>ヒントを与える<br>下位項目26項目 |
| 失語症鑑別診断検査（老研版） | 正誤で評価<br>ヒントなし<br>下位項目42項目，4個の参考課題<br>重症度の自動的判定 |
| WAB失語症検査<br>(the western aphasia battery, Japanese Edition) | 検査結果から4つのタイプに分類<br>流暢性の評価可<br>失語指数と大脳皮質指数の算出<br>下位項目8項目 |

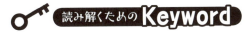

### 標準失語症検査

標準失語症検査 (standard language test of aphasia：SLTA) とは，日本失語症学会により 1974 年に作成された失語症の鑑別診断検査で，日本において最も多く使用されている。この検査の大項目は，「聴く」「話す」「読む」「書く」「計算」で，下位項目は「単語の理解」「呼称」「単語の復唱」など計 26 項目である。この検査では，被験者の反応を 6 段階で評価する。1 回目に正答に至らない場合には，ほとんどの項目でヒントを与える点も特徴的である。また，対象者の検査に関する無駄な負担を減らすために，各項目内および項目間に中止基準が設けられている。

単語の「聴覚的理解」と「読解」，「呼称」と「復唱」など各言語様式の成績を比較することである程度の問題点を絞り込んでいくことができる。

### 失語症鑑別診断検査（老研版）

失語症鑑別診断検査（老研版）とは，Schuell-笹沼失語症鑑別診断検査試案I，II，III（この検査は，Schuellらのミネソタ失語症鑑別診断検査が基盤である）を経て作成された総合的失語症検査である。

この検査は，聞く過程，読む過程，話す過程，書く過程，数と計算の 5 部門と，42 の下位検査および 4 個の参考課題から構成されている。この検査の特徴としては，ヒント後の反応を評価しないこと，採点法は正誤法であること，重症度が重症度尺度の点数から自動的に判断できること，数詞の理解，系列語の発話，聴覚的把持力の項目が含まれていることなどがあげられる。

### WAB失語症検査 (the western aphasia battery, Japanese Edition)

WAB失語症検査は，まず英語版が Kertesz によって作成され，その数年後にそれをもとに作成された日本語版が出版された。自発話，話し言葉の理解，復唱，呼称，読み，書字，行為，構成の 8 つの下位項目から構成されている。

その特徴としては，検査得点からブローカ失語，ウェルニッケ失語，全失語，健忘失語の 4 つに分類することができること，言語機能以外の課題として失行検査，半側空間無視の検査，非言語性知能検査などを含んでいること，流暢性評価ができること，失語指数と大脳皮質指数が算出できること，できなかった場合だけでなく軽度の場合にも中止基準があるという点などがあげられる。

# 1 失語症の評価 ── ②失語症語彙検査ほか

**1 失語症語彙検査について空欄を埋めなさい。**

- 失語症語彙検査は，英語名を略して（ ① ）ともよばれ，（ ② ）的理論を背景に日本音声言語医学会言語委員会失語症小委員会によって開発された。
- 失語症語彙検査には，与えられた単語の既知感を確認することで，与えられた語と頭の中にある語彙とを照らしあわせることができるかを判定する（ ③ ）検査，また，与えられた2つの語が意味的に似ているか否かを判定させることで意味システムへ照らしあわせることができるか，あるいは意味が活性化できるかを判定する（ ④ ）検査などがある。

**2 SALA失語症検査について空欄を埋めなさい。**

- SALA失語症検査も（ ② ）的な考えに基づいて開発された検査法で，単語の理解と産生，（ ⑤ ）の理解と産生，（ ⑥ ），（ ⑦ ），（ ⑧ ），を評価する（ ⑨ ）項目の下位テストが設けられている。
- SALA失語症は，（ ③ ）（ ④ ）に対応する検査項目以外に，聴覚的音韻分析の障害を判定する聴覚的（ ⑩ ）課題や「〜冊」や「〜匹」など数量を表すときにつける接尾語である（ ⑪ ）を使用した聴覚刺激の理解を判定する（ ⑪ ）の聴覚的理解課題などがある。

**3 単語のモーラ分解・音韻抽出検査について空欄を埋めなさい。**

- 単語のモーラ分解・音韻抽出検査には，モーラ分解能力検査とモーラ抽出能力検査がある。さらに，モーラ抽出能力検査は，（ ⑫ ）検査と（ ⑬ ）検査に分類される。

MEMO
▶失語症語彙検査は，2001年，単語の表出・理解の障害構造を深く掘り下げる検査として，開発された。

MEMO
▶SALA失語症検査は，Sophia analysis of language in aphasia という。

## 読み解くための Keyword

### 掘り下げ検査

　総合的失語症検査を実施し各項目間の比較を行うことによって，ある程度の問題点を導き出すことは可能である。ただ，具体的に何が影響してその症状を引き起こしているのかということを絞り込んでいくためには，さらなる検査が必要となる場合が多い。その際に実施されるのが掘り下げ検査である。

　たとえば，聴覚的理解（単語レベル）の課題で成績低下が認められた場合，復唱や読解（漢字の単語レベル）と比較し，復唱が100％正答であれば，復唱でも頭の中の音韻と照らしあわせる必要があるので入力音韻辞書への照合までの段階は可能なこと，読解が100％正答であれば，読解でも絵カードを用いるので聴覚的理解で選択させた絵の理解が可能であることまではわかるが，頭の中の語彙（音韻的）との照らしあわせが可能かということまでは，掘り下げ検査を実施しなければ導き出すことができない。このように，細かな問題点を明らかにしていくために掘り下げ検査を実施することは，失語症者にとって効果のある訓練法を導き出していくことにつながるため，必要不可欠な手続きである。

　掘り下げ検査には，失語症語彙検査，SALA失語症検査，モーラ分解・音韻抽出検査，トークンテスト，失語症構文検査（STA），実用コミュニケーション能力検査（CADL），重度失語症検査などがある。

### 失語症語彙検査（a Test of Lexical Processing in Aphasia：TLPA）

　この検査は，脳損傷者の単語の表出・理解機能を多面的に評価し，障害の言語病理学的診断，言語治療プログラムの作成，治療効果の測定などに役立てることを目的としている。検査項目には，語彙判断検査，類義語判断検査，意味カテゴリー別名詞検査などがある。

### SALA失語症検査

　SALA失語症検査は，失語症の認知神経心理学的な考えに基づいた包括的な評価法で，上智大学SALAプロジェクトチームによって2004年に開発された。この検査には，聴覚的理解，視覚的理解，産生，復唱，音読，書き取りを評価する40項目の下位テストが設けられている。この検査の特徴は，使用されている語に関して，親密度や心像性，語の長さなどの心理言語学的変数を変化させていること，音韻体系，正書法，文の処理などを考慮にいれてあることである。検査項目には，語彙性判断検査や類似性判断検査以外に聴覚的異同弁別検査や助数詞の聴覚的理解なども含まれている。

### 単語のモーラ分解・音韻抽出検査

　単語のモーラ分解・音韻抽出検査は，福迫らによって紹介されている検査である[1]。その目的は，単語のモーラ分解・抽出能力を調べることとされている。まず，モーラ分解能力検査は，2〜4音節の高頻度語（特殊音節も含む）を聴覚的刺激として与え，その音節数だけ碁石を並べさせる方法で実施する。また，モーラ抽出能力検査には，「/Ka/がありますか検査」と「/Ka/がどこにありますか検査」があり，前者は聴覚的に与える語（3音節：/Ka/が含むものおよび含まないもの）のなかに/Ka/があるか否かをたずねる方法，後者は聴覚的に与えた語のなかで/Ka/の位置が語頭，語中，語尾のどこに現れたかを示させる方法で実施する。

---

解答

1 ①TLPA，②認知神経心理学，③聴覚的理解，④親密度心像性
2 ⑤文，⑥復唱，⑦正書法，⑧書き取り，⑨40，⑩正順不同，⑪助数詞
3 ⑫/Ka/がありますか，⑬/Ka/がどこにありますか，⑫⑬は順不同

# 1 失語症の評価 —— ③トークンテストほか

## 1 トークンテストについて空欄を埋めなさい。

- トークンテストは，検査者が提示する（ ① ）的刺激の指示に従ってトークンを動かす課題である。
- トークンテストは 1962 年に（ ② ）と（ ③ ）によって開発された。

## 2 失語症構文検査について空欄を埋めなさい。

- 新版 失語症構文検査は，脳病変患者あるいは小児の（ ④ ）機能を客観的に評価し，訓練の手がかりを得ることを目的としている。
- この検査の理論的基盤となる意味ストラテジー，（ ⑤ ），（ ⑥ ）という失語症者の文理解の方略が報告されている。

## 3 実用コミュニケーション能力検査（CADL）について空欄を埋めなさい。

- この検査は，1980 年に（ ⑦ ）によって開発され，その後綿貫らによって日本語版が開発された。
- 日本語版では，（ ⑧ ）段階評価で評定する方法が採用されている。

## 4 重度失語症検査について空欄を埋めなさい。

- 重度失語症検査は重度失語症者の（ ⑨ ）した能力を評価することを目的としている。
- 検査内容は，導入部，（ ⑩ ）課題，（ ⑪ ）課題，言語課題を実施する。

- **失語症者が文の意味を解読するストラテジー**

| 語の意味ストラテジー |
| --- |
| 格助詞を読解せずに内容語意味的選択再現に依拠して意味役割を把握する方略 |
| 語順ストラテジー |
| 格助詞を解読せずに文頭の名詞句に［動作主］の意味役割を付与し可逆文を理解する方略 |
| 助詞ストラテジー |
| 格助詞を読解して文を理解する方略 |

〔藤田郁代．他：新版 失語症構文検査（マニュアル）．千葉テストセンター，3-4, 2016〕

**MEMO**

▶藤田らによると，崩壊は助詞ストラテジー→語順ストラテジー→語の意味ストラテジーの順で起こり，再確立は逆に語の意味ストラテジー→語順ストラテジー→助詞ストラテジーの順で進むとされている[1~3]。

**MEMO**

▶「新版 構文検査—小児版—」は，指示を与える際，検査項目の名詞の言い換え（例：男の子→おにいちゃんなど）や言い回しは，対象児に合わせて変更してよいとされている。

第3章 失語症の臨床

## 読み解くための Keyword

### トークンテスト

1962年，De Renzi と Vignolo によって開発された聴覚的理解の検査で，1977年に Spreen らによって短縮版が作成された。大小さまざまな色（赤，青，黄など）の丸と四角のトークンを検査者が提示する聴覚的刺激の指示に従って動かす課題である。2009年には新日本版トークンテストが作成された。その課題内容は，1単位（例：丸は？）から最大6単位（例：大きな白い丸と小さな黒い四角）までとなる構文構造の簡単な課題文をはじめとして，順次，構文構造が複雑な課題文へと段階的に構成されている。トークンテストは失語症と非失語症の鑑別率が高い聴覚的理解検査として評価されている。

### 新版 失語症構文検査

この検査は，1979年より日本聴能言語士協会の失語症検査法委員会によって作成作業が開始され，1982年に「失語症構文検査（試案I）」，1983年に「失語症構文検査（試案II）」，1985年に「失語症構文検査（試案IIA）」が藤田らによって作成され，今までも失語症者の文レベルの評価に使用されてきた。約30年間のときを経て，2016年に新版「失語症構文検査」が出版された。以前のものと比較して，「失語症構文検査」と「構文検査―小児版―」を分離したこと，標準化があらためて行われたこと，教示の表現や図版の一部の変更，構文訓練に利用できるカードの付加などがおもな変更点としてあげられている。

この検査は，脳病変患者あるいは小児の統語機能を客観的に評価し，訓練指導の手がかりを得ることを目的としている[4]。聴覚的理解および読解課題では意味ストラテジー，語順ストラテジー，助詞ストラテジー（補文なし），助詞ストラテジー（補文あり），関係節レベルの課題を評価する。産生課題では，文中の名詞の意味可逆性，文頭が動作主か否か，意味役割の数，補文構造の有無，格助詞の種類などに違いをもたせて難易度が設定されている。

### 実用コミュニケーション能力検査（CADL）

この検査は，Holland によって開発された非言語的なコミュニケーション手段を含めた総合的コミュニケーション能力を測る検査である[5]。原法は，被験者に対し68種類の日常コミュニケーション課題を行わせてその反応を3段階で評定する方法であるが，その後，綿森らによって開発された日本語版では，34種類の課題を行わせて5段階評価（1 全面介助，2 大半介助，3 一部援助，4 実用的，5 自立）で評定する方法となっている[6,7]。課題としては，早口の質問に対して聞き返しをする，メニューを見て注文する，自動販売機で切符を買うなどがある。

### 重度失語症検査

この検査は，重度失語症者の残存した能力を評価することを目的として，1997年，竹内らによって開発された。検査内容としては，導入部（挨拶など），非言語基礎課題（やりとりなど），非言語記号課題（ジェスチャーの理解など），言語課題（話す，聴く，読む，書くなどの簡単な課題）から構成されており，被験者に応じた項目を選択して利用できるようになっている。

---

解答
1 ①聴覚，② De Renzi（ディ レンジ），③ Vignolo（ヴィニョーロ），② （は順不同）
2 ④統語，④意味ストラテジー，⑤動詞ストラテジー，⑤（は順不同）
3 ⑦ Holland（ホーランド），⑧ 5
4 ⑨残存，⑩非言語基礎，⑪非言語記号（⑩，⑪は順不同）

# 1 失語症の評価 —— ④関連する知能検査

**1 関連する知能検査について空欄を埋めなさい。**

- 知能検査には，言語性検査と動作性検査があるが，コース立方体組み合わせテストおよびレーヴン色彩マトリックス検査は，（ ① ）性検査である。
- 失語症者の知能検査には（ ② ）性検査が適している。

**2 コース立方体組み合わせテストについて空欄を埋めなさい。**

- コース立方体組み合わせテストは，1920年に（ ③ ）が開発した。
- コース立方体組み合わせテストは，（ ④ ），（ ⑤ ），黄，白で着色された（ ⑥ ）を用い，提示した図版と同じような模様を作成させる課題である。

**3 レーヴン色彩マトリックス検査について空欄を埋めなさい。**

- レーヴン色彩マトリックス検査は，（ ⑦ ）が開発した。
- レーヴン色彩マトリックス検査は，被験者に（ ⑧ ）の一部が欠損したものを（ ⑨ ）覚的に提示し，その欠けた部分にあてはまるものを（ ⑩ ）つの選択肢のなかから一つ選択してもらう課題である。

**4 ウェクスラー式知能検査について空欄を埋めなさい。**

- ウェクスラー式知能検査（WAIS）は，1955年に（ ⑪ ）によって開発され，現在は改訂版であるWAIS-IIIが出版されている。
- WAIS-IIIは，言語性知能検査，動作性知能検査それぞれ，（ ⑫ ）つの下位検査が設けられている。

📝 **MEMO**

▶レーヴン色彩マトリックス検査は，レーヴン色彩マトリシス検査ともいう。

# 読み解くための Keyword

### 関連する知能検査
　言語機能検査で表れた症状が，失語以外の高次脳機能障害や全般的認知機能の低下のためではないということを明確にしておくために，知能検査を実施しておく必要がある。失語症が疑われる対象者に実施する知能検査は，言語性のものではなく動作性の評価を実施する必要がある。なぜならば，言語性の知能検査を実施しても，失語症を伴う場合，失語症によって言語機能のスコアが低下したのか，知的機能面の低下でスコアが低下したのか判断がむずかしいためである。言語機能を要さない動作性知能検査には，代表的なものにコース立方体組み合わせテスト，レーヴン色彩マトリックス検査，ウェクスラー式知能検査（WAIS）-III（動作性検査7項目）などがある。

### コース（Kohs）立方体組み合わせテスト
　コース（Kohs）立方体組み合わせテストは，1920年にKohsが発表し，1966年に大脇によって日本語版が出版された。この検査は，検査者が赤，青，黄，白の4色を使用した図版を提示し，その模様と同じになるように，被験者に立方体（赤，青，黄，白の4色が用いられている）を用いて構成してもらう課題である。構成障害や両側（手）の麻痺がある場合には，スコアに影響する場合があるので，検査結果の解釈に注意をする必要がある。

### レーヴン（Raven）色彩マトリックス検査
　レーヴン色彩マトリックス検査は，Ravenが開発し，1993年に杉下らによって日本語版が出版された。この検査は，視覚的に図版の一部が欠けたものを提示し，その欠けた部分に適する図柄を6つのなかから選択するという課題で，全36問が設定されている。検査導入の説明時や確認以外には，言語刺激を使用しないため，失語症者の知的機能を測るために適している。ただ，推理・思考力を要する項目は，言語機能の影響を受ける可能性があるとの報告もある[1]ため，課題の結果を解釈する際には注意が必要である。

### ウェクスラー式知能検査（Wechsler adult intelligence scale-Third Edition）
　ウェクスラー式知能検査（WAIS）は，1955年David Wechslerによって開発され，改訂版としてWAIS-Rは1981年，WAIS-IIIが1997年に出版された。日本語版はWAISが1958年，改訂版であるWAIS-Rが1990年，WAIS-IIIが2006年に出版された。言語性IQ（VIQ），動作性IQ（PIQ），全検査IQ（FIQ）に加え，言語理解，知覚統合，作動記憶，処理速度の測定が可能な知能検査である。動作性の下位検査，言語性の下位検査とも各7項目で構成されている。失語症者には動作性の下位検査が用いられるが，その項目は，絵画完成，符号，積木模様，行列推理，絵画配列，記号探し，組み合わせの7つである。

---

**解答**

① ①動作，②動作性
② Kohs（コース），④赤，⑤青（④，⑤は順不同），⑥構成
③ Raven（レーヴン），⑧図版，⑨推，⑩6
④ ⑪Wechsler（ウェクスラー），⑫7

# 2 失語症の訓練 ── ①機能回復訓練ほか

## 1 機能回復訓練について空欄を埋めなさい。

- 言語機能訓練の目的は，適切な（ ① ）を用いて脳を（ ② ）することで，障害された言語表出あるいは理解にかかわる処理過程を活性化しコミュニケーションの能力を改善させることである。
- 機能的な面に働きかける代表的な訓練法に刺激法，遮断除去法（デブロッキング法），（ ③ ），（ ④ ），（ ⑤ ）などがある。

## 2 刺激法について空欄を埋めなさい。

- 刺激法は（ ⑥ ）によって提唱され，（ ⑦ ）によって確立された。
- Schuell（シュール）は失語症を「学習によって獲得した言語表象の（ ⑧ ）ないし（ ⑨ ）の障害を特徴とする一般言語能力の障害であり，この障害はすべての言語モダリティに反映される」ととらえている。
- Schuellの刺激法の治療原則は，以下のとおりである。

● Schuell's Principal of Treatment（Schuellの刺激法の治療原則）

| 1 | 強力な（ ⑩ ）や視覚刺激の使用 |
| --- | --- |
| 2 | 適切な刺激を与える |
| 3 | 感覚刺激を（ ⑪ ）与える |
| 4 | それらの各刺激に対して必ず何らかの反応を引き出す |
| 5 | 反応を強制するのではなく引き出す |
| 6 | （ ⑫ ）するよりも刺激するべきである |

〔Schuell HM, et al.: chapter 18. Aphasia in Adult: Siagnosis, Prognosis and Treatment. Harper & Row, 295 - 298, 1964 および笹沼澄子，他（訳）：成人の失語症 診断予後治療．医学書院，264 - 267，1971 より改変〕

## 3 遮断除去法（デブロッキング法：deblocking method）について空欄を埋めなさい。

- デブロッキング法は，（ ⑬ ）によって提唱された。
- デブロッキング法は日本名で（ ⑭ ）という。
- デブロッキング法は，（ ⑮ ）刺激として用いる言語刺激は，ターゲットとする言語様式よりも（ ⑯ ）な成績の言語様式を，あるいは，ターゲットと（ ⑰ ）点のある言語様式を使用する。

> **MEMO**
> ▶失語症の回復は，急性期，回復期，維持期に分けられるが，その過程は個人差が大きいといわれている。

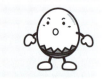

第3章 失語症の臨床

## 読み解くためのKeyword

**機能的な言語訓練**

　適切な言語訓練（刺激）は，言語にかかわる病巣周辺の機能の修復や機能再編が行われることなどが予測されているが，その根拠はまだ多いとはいえない。しかし，実際に発症初期の失語症者はもちろんのこと，長期経過を経ている失語症者であっても，適切な言語訓練を行うことで言語機能に何らかの変化が認められることを多く経験する。機能面へ働きかける訓練法には，代表的なものに刺激法，遮断除去法（デブロッキング法），機能再編成法，認知神経心理学的アプローチ，プログラム学習法などがある。訓練法においては，事前に詳細な評価を実施し，言語機能低下を来たしている問題点（例：単語レベル喚語能力の低下）やその問題点の原因（例：語彙選択の障害），あるいは，保たれているモダリティ（言語様式）を明確にしたうえでどの訓練法が適しているのか選択する必要がある。

**刺激法**

　1951年，Wepman（ウェプマン）は適切な刺激を与えて反応を引き出す課題の繰り返しによって促通効果が得られるという刺激法の基盤となる考え方を提唱した。その後，1964年，Schuell（シュエール）は，Wapmanの考えをもとにより具体的な刺激法を確立した。笹沼によると，Schuellは失語症を「学習によって獲得した言語表象の回収ないし運用の障害を特徴とする一般言語能力の障害であり，この障害はすべての言語モダリティに反映される」ととらえているとしている。また，笹沼は，刺激法の原則のポイントは，患者の言語機能の再編成，再組織化を促進し，最大限の回復を図るための基本的手段としてコントロールされた強力な聴覚刺激（または他のモダリティを介した感覚刺激を）用いることにあると述べている[1]。

**遮断除去法（デブロッキング法：deblocking method）**

　Weigl（ヴィーグル）によって提唱された訓練法である。これは，たとえば，呼称ができず復唱が保たれている場合，呼称での誤りの後，復唱をさせると，その直後には呼称が可能というように，保たれた言語様式の刺激を用いることによってターゲットとなる言語処理過程のブロックが解消されるという考えに基づく訓練法である。このような現象は，前刺激として用いる言語様式は障害されていないこと，また，前刺激として用いる言語様式とブロックされている言語様式には一定の共通点をもつという条件が整っている必要があると考えられている。デブロッキング法には，単一デブロッキング法と連鎖デブロッキング法がある。上記で示した呼称と復唱の組みあわせの例は，復唱という良好な言語様式と呼称という不良な言語様式を組みあわせた方法のため，単一デブロッキング法にあてはまる。それに対し，連鎖デブロッキング法とは，組みあわせるモダリティが一つではなく，ターゲットのモダリティと複数の良好な言語様式を組みあわせて訓練を進めていく方法である。

---

解答

1 ①刺激，②賦活化，③機能再編成，④認知神経心理学，⑤プログラム学習，⑥聴覚的理解（行動障害を除く），（3）～⑥は順不同）
2 ⑥Wepman（ウェブマン），⑦Schuell（シュエール），⑧回収，⑨運用，⑩聴覚刺激，⑪繰り返し，⑫統正
3 ⑬Weigl（ヴィーグル），⑭遮断除去法，⑮例，⑯良好，⑰共通

# 2 失語症の訓練 ── ②機能再編成法ほか

### 1 機能再編成法について空欄を埋めなさい。

- 機能再編成法は（ ① ）によって提唱された。
- 機能再編成法は保たれている機能を用いて（ ② ）を形成し，障害された機能の（ ③ ）を図る訓練法である。
- 機能再編成法は機能（ ④ ）再編成と機能（ ⑤ ）再編成がある。
- 機能再編成法には仮名書字獲得の訓練法として（ ⑥ ）法がある。

### 2 プログラム学習法（行動変容法）について空欄を埋めなさい。

- プログラム学習法は，スキナーの（ ⑦ ）の理論をベースに考案された。
- プログラム学習法では，刺激（課題）に対する失語症者の望ましい反応に訓練士が「よくできています」というような（ ⑧ ）をする手続きを行う。
- プログラム学習法では，（ ⑨ ）ステップを踏んで訓練を進めていくことが重要である。また，自発的な行動が認められない場合には，（ ⑩ ）を提示することで行動を起こすことができるように手続きをして，それが可能になった場合は，（ ⑩ ）刺激を除去していくことで自発的な行動を引き起こすことを目指していく。

### 3 認知神経心理学的アプローチについて空欄を埋めなさい。

- 認知神経心理学的アプローチは（ ⑪ ）の理論を基盤として発展してきた訓練法である。
- 失語症の臨床では，単語の情報処理モデルである（ ⑫ ）モデルを用いることが多い。
- 言語情報処理モデルは，（ ⑬ ）と脳の特定部位を対応させるものではない。
- 聴覚的理解としては，（ ⑭ ）的分析システム，（ ⑭ ）入力辞書，意味システムがかかわり，読解の（ ⑬ ）としては（ ⑮ ）的分析システム，（ ⑮ ）入力辞書，意味システムだけでなく，（ ⑯ ）素－（ ⑰ ）変換，（ ⑰ ）水準，（ ⑭ ）的分析システム，（ ⑭ ）入力辞書もかかわる場合がある。
- 呼称には，意味システム，（ ⑱ ）辞書，音素水準などがかかわり，書称には，意味システム，（ ⑱ ）辞書，音素水準，（ ⑰ ）－（ ⑯ ）素変換，（ ⑯ ）素水準だけでなく，（ ⑯ ）素表出辞書がかかわる場合もある。

---

📝 **MEMO**
▶オペラント条件づけとは，スキナーのオペラント理論をもとにした考えである。オペラント行動（自発的に生じた行動）の後に強化刺激を与えて，その行動の起こる確率を変化させる手続きのことである。

📝 **MEMO**
▶ David（デイヴィッド）は，認知神経心理学の特徴として「①失語症患者の反応を健常者の言語処理過程に関する情報処理モデルに基づいて分析すること」「②通常はシングルケース（または同じようなケース数人）だけを扱うこと」「③脳の局在についての特定の考え方に立脚することはしない」の3点をあげている[1]。

📝 **MEMO**
▶ Morton（モートン）は，ロゴジェンモデルを提案した[2]。長塚らによると「ロゴジェン」という用語はMortonがつくった造語であり，それは単語の処理に重要な役割を果たす装置のことであるとしている[3]。ロゴジェンモデルでは，モジュール（多数の部分からなる一塊の単位）がボックスで，そのモジュール間の情報の流れが矢印であらわされる。

58

第3章 失語症の臨床

## 読み解くためのKeyword

### 機能再編成法

機能再編成法は，障害された機能に直接働きかけるのではなく，保たれている機能を用いて迂回路を形成し，障害された機能の再編を図る訓練法で，Luria（ルリア）によって提唱された。代表的な訓練法として，仮名の書字訓練に用いるキーワード法がある。キーワード法は，まず，ターゲットとなる仮名文字（例：ね）に対応するキーワード（例：ねこ）を習得させて，ターゲットの文字を想起させる際に，キーワードを想起させたうえで書字ができるように練習させる。最終的には，そのキーワードを介さないでもターゲットの文字が書字できるようにするというような方法があるが，その手続きには，ほかにも漢字単語や漢字一文字を用いる方法などがある。

### プログラム学習法（行動変容法）

オペラント条件づけの理論をもとに考案された方法で，失語症者だけでなく，自閉スペクトラム症や音声治療，日本語教育などさまざまな分野で用いられている。具体的には目標となる行動を設定し，その目標に到達するために細かく分けたステップを計画し，そのステップが一つクリアするごとに強化し，最終的には日常場面で使用できるように進めていく。このような方法は，単独の訓練法というよりも，さまざまな失語症訓練の進め方に取り入れられていると考えられる。

### 認知神経心理学的アプローチ

認知神経心理学の理論に基づく訓練法である。下図に示したような言語情報処理モデルを用いて，症状を分析し，メカニズム上，どの段階で問題が生じているのか，あるいはどのルートが保たれているかなどの仮説を立てたうえで，訓練の計画を立案する。たとえば，仮名単語の書称が困難で，呼称が保たれている場合，言語情報処理メカニズムを用いて分析すると，書称のできない原因として音韻から文字形態を想起する段階および書字運動をプログラムし実行する段階が浮き上がる。さらに，写字が保たれていたという事実が得られれば，その原因は音韻から文字形態を想起する段階に絞られる。そして，その原因を改善すべく治療仮説を立てて訓練法を立案していく。この手法は，立案した訓練が結果的にデブロッキング法や機能再編成法などの訓練手法となっていることも多い。失語症者の言語理解および表出面の症状について，言語情報処理モデルを用いて十分な分析を行い，問題点を明らかにしていくこと，また，それをもとに治療仮説や方法を立て，その効果を十分に検証することができる点が非常にすぐれたアプローチ法といえる。

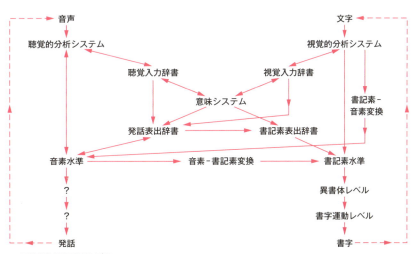

● 言語情報処理モデル

〔Ellis AW, et al.: Human Cognitive Neuropsychology. Lawrence Erlbaum Associates, London, 1988 および種村　純：言語モダリティ間相互作用に関する臨床神経心理学的研究．風間書房，154，1995〕

---

**解答**

**1** ①Luria（ルリア），②迂回路，③単語，④閉，⑤仮名文字（仮名），⑥キーワード

**2** ⑦ターゲット，⑧正の強化，⑨モデル，⑩足がかり（プロンプト）

**3** ⑪認知神経心理学，⑫音韻，⑬プロソディー，⑭意味，⑮語彙，⑯文，⑰書字，⑱発語失行

## 2 失語症の訓練 ── ③文の理解および産生・マッピングセラピー

**1 文の理解および産生について空欄を埋めなさい。**

- 統語理解には，シルビウス溝周辺の言語にかかわる領域である（ ① ），（ ② ），（ ③ ），（ ④ ）と関連性があると考えられている。
- 藤田は失語症者が文を理解するストラテジーとして語の（ ⑤ ）ストラテジー，（ ⑥ ）ストラテジー，助詞ストラテジーが階層関係をもって存在するとしている[1]。
- 文レベルの聴覚的理解および読解は，統語構造の分析を行い，分析された文法的構成素と（ ⑦ ）役割を結びつける作業を行う。このような作業のことを（ ⑧ ）という。
- 文レベルの表出では，理解とは逆の処理で，言い表したい事象に対応する意味を抽出し，それに対応する（ ⑨ ）を選び，動詞の要求する項の数やその項の意味役割と文法関係を処理しながら文構造を決定し，格助詞などの文法形態素の付与が行われ，最終的に（ ⑩ ）が符号化され音声表出に至るとされている。
- 意味役割の種類には，意思をもって動作をする主体の（ ⑪ ），心理的状態や感情を経験する名詞句の「（ ⑫ ）」，動作の影響を受けるものである「対象」，移動の出発点である「（ ⑬ ）」，移動の目標点を表す「（ ⑭ ）」，動作を可能にする「道具」，引き起こされた「原因」，ある行為によって利益を受ける人を表す「受益者」などが存在する。

MEMO
▶主語や目的語などの名詞句に意味役割を対応させることができない障害によって名詞句に格助詞を付与できないことも，マッピング障害に含まれるとされている。

**2 マッピングセラピーについて空欄を埋めなさい。**

- マッピングセラピーとは，（ ⑮ ）を中心に構成される主題関係の同定と統語構造へのマッピングを増強する方法のことである。
- Jones(ジョーンズ)は，はじめに文節を区切って（ ⑯ ）を同定させ，次に「誰が？」「何を？」などの質問によって，（ ⑰ ）や対象を見つけさせるといった訓練プログラムを報告している[2]。これは，文 - 質問法という。

MEMO
▶文法中枢は，下前頭回といわれている。

● マッピングセラピーの一例

| |
|---|
| マッピングセラピーの一例 |
| 手続き |
| ①文を視覚的に提示する（例：男の子が女の子を押している） |
| ②動詞の同定をする（例：どうしていますか？とたずねる） |
| ③動作主の同定をする（例：誰が押していますか？とたずねる） |
| ④対象の同定を行う（例：誰を押していますか？とたずねる） |
| 以上のように主題関係の同定を求め，発話を促す |

〔滝沢　透：失文法患者に対する動詞の訓練．失語症研 20：202-210，2000 を参考に作成〕

### 読み解くための Keyword

**文の理解および産生**

　文の理解は，次のとおりである。まず，聴覚的刺激として入力される文の刺激は，頭の中にすでに存在する音韻と照らし合わせた後，語彙と照らし合わせられることによって，内容語と機能語が区別される。そして，内容語の語義の理解後，統語構造の分析（その構造が日本語として正しいかの判断）が行われ，動詞からみて，共起する名詞句がどのような意味役割を果たしているかが理解される。

　文の産生については，ある事象をもとに意味の切り出しが行われる。たとえば，「お母さんが子どもを押す」という事象であれば，「お母さん」と「子ども」と「押すという動作」というそれぞれの意味を切り出す。そして，その後，「押す」をもとに，そこでの「お母さん」の意味が"動作主"で主語であること，また，「子ども」の意味が"対象"で目的語であるというように，意味役割と文法関係が処理される。そして，それらに対応する語彙を選択し，配列され，最終的に音韻が符号化される。

**マッピングセラピー**

　文法役割と主題役割を関係づけるレベルの機能低下に対して用いられる訓練法である。これは，文中の主語や目的語に対し，動作主や対象などの役割を与えて，文の理解を促す方法であり，具体的な方法としては，訓練士が文を視覚的に提示し（例：お父さんがお母さんをよんでいる），その文について以下のような質問を行う。たとえば，①どうしていますか（動詞の同定），②誰がよんでいますか（動作主の同定），③誰をよんでいますか（対象の同定）など動詞や動作主，対象の同定を被検者に要求する方法であり，2文節文から徐々に複雑な文が用いられている。

　この訓練法は，Jones[2]以来用いられており，理論背景は以下のように考えられている。一般的にブローカ失語は言語理解良好とされるにもかかわらず，一部の失文法患者では特に可逆文（文中の名詞を入れ替えても意味が成立する文　例：お母さんが子どもを押す）の理解に顕著な障害がみられることが明らかとなった。これらの患者は文法性判断検査では良好な成績をおさめており，さらに可逆文の障害は文構造の複雑さとは関係しない場合が多いことから，この理解障害は文の統語構造の解析のレベルではなく，意味を解読するレベル，すなわち文法役割（主語，目的語）と主題役割（動作主，対象）を関係づけるレベルにあると想定されており，マッピングセラピーは，そのレベルの障害の改善を目的としている。

## 2 失語症の訓練 —— ④実用的コミュニケーション訓練・AAC

**1 実用的コミュニケーション訓練について空欄を埋めなさい。**

- PACEは，1981年，（ ① ）と（ ② ）によって開発された訓練法である。
- PACEは，（ ③ ）構造を重視している。この訓練法の4原則は下表のとおりである。

● PACEの4原則

| 1 | 臨床家と患者との間に（ ④ ）の交換がある。 |
|---|---|
| 2 | 患者は（ ④ ）を伝えるために用いる伝達手段を（ ⑤ ）できる。 |
| 3 | 臨床家と患者は，伝達内容の送信者，受信者として（ ⑥ ）の立場で参加する |
| 4 | 臨床家による（ ⑦ ）は患者が内容の伝達に成功したどうかに対して与えられる |

〔Davis GA, et al.: Incorporating parameters of natural conversation in aphasia treatment. In Language intervention strategies in adult aphasia. Roberta C (ed), Williams & Wilkins, 1981（横山　巖．他（監訳）：第8章．失語症言語治療の理論と実際．創造出版，189，1984）〕

📝 **MEMO**

▶実用的コミュニケーション訓練には，PACEの他にも，VAT（Visual Action Therapy）がある。

**2 AACについて空欄を埋めなさい。**

- AACは，日本語では（ ⑧ ）とよぶ。
- AACには，さまざまな種類のものがある。その一部を下表に示した。

● AACの種類

| 物を使用しないAAC | （ ⑨ ） |
|---|---|
| 身の回り品を利用したAAC | 描画，新聞，地図など |
| 絵や写真，文字を整理して書いてあるノート | （ ⑩ ） |
| 音声出力機能をもつコミュニケーションエイドの総称 | （ ⑪ ） |

# 読み解くためのKeyword

## PACE (promoting aphasics' communicative effectiveness)

1981年にDavisとWilcoxによって考案された訓練法である。この訓練法は、訓練士から患者への一方的なやり取りを行う訓練構造ではなく、自然な対話の要素を取り入れた構造をとることが重要視されている。この訓練の目的は、可能な限り他者からの援助を受けないでコミュニケーションを行えるように自分自身の能力を最大限に伸ばすこととされている。

PACEの原則として、訓練士は、指導者ではなく参加者という立場、つまり、伝える側と受け取る側の役割を交代しながら対象者とのやり取りを進める必要がある。また、その情報は、新しいものであること、つまり、受け取る側にとっては知らない情報を用いる。その手法は、発話、書字をはじめ、ジェスチャーや描画、絵、文字などさまざまな伝達手段から自由に選択してもよい。このような方法で実施すると、対象者の表出および理解の伝達行為が促進されると考えられる。そして、訓練士は伝達された内容がわかった場合だけでなく、部分的にわかった場合にも対象者にフィードバックを行う。たとえば、"りんご"という新しい情報が正しく伝達された場合には、「りんごですね」、また、一部のみ伝達が可能な場合は、"それは赤いものですか"というような確認を行う。まったく情報が伝達されない場合には、対象者に、再度、別の伝達手段を選ぶように促すなどの方法をとる。

## AAC (augmentative and alternative communication)

中邑は、AACに関してASHA (American Speech-Language-Hearing Association) の定義を用い「AACとは重度の表出障害をもつ人々の形態障害 (impairment) や能力障害 (disability) を補償する臨床活動の領域をさす。AACは、多面的アプローチであるべきで、個人のすべてのコミュニケーション能力を活用する。それには、残存する発声、あるいは会話機能、ジェスチャー、サイン、エイドを使ったコミュニケーションが含まれる」[1]と要約している。

1980年代後半からはさまざまなハイテクコミュニケーションエイドが開発されるようになってきた。ハイテクコミュニケーションエイドは、携帯用会話補助装置と重度障害者用意思伝達装置に分類される。失語症者には、携帯用補助装置であるVOCA (voice output communication aid) のなかの録音音声方式が使用されることもあり、これは、メッセージに対応した、コミュニケーションシンボル、文字、写真などを表示してそれを押すと音声が再生できるようになっている。なお、いうまでもないが携帯用補助装置である50音キーボードを用いた会話補助装置は、失語症者に使用することは困難であるため、家族や病棟スタッフが誤って導入しないように注意する。

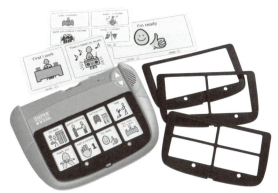

● VOCAの一種（スーパートーカー：パシフィックサプライ（株））

失語症者に用いられるローテクコミュニケーションエイドとしては、描画、ジェスチャー、コミュニケーションノートなどがある。

いずれの方法もその導入にあたっては、失語症者本人のみならず、病棟スタッフ、家族など周囲の人への指導が不可欠である。

# MEMO

第 **4** 章

# 失語症の環境調整

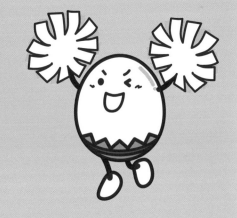

この章では失語症の方の環境調整について学びます。前章で学んだような失語症の訓練法を実施して言語機能面の改善を目指すことも大切ですが，それ以外に，失語症の方が社会とのつながりをもちながら充実した生活を送っていただくために，どのようなサポート方法があるのかを知ることも非常に重要です。ここでは，社会復帰について，また，環境調整の方法の一つである友の会活動や失語症者向け意思疎通支援事業について整理してみましょう。

# 1 周囲へのアプローチと社会復帰

## 1 社会復帰について空欄を埋めなさい。

- 社会復帰は，自身の家庭に戻る（ ① ），自身が働いていた場所へ戻る（ ② ），老人保健施設や特別養護老人ホームなどの施設に入る（ ③ ）などに分けられる。
- 失語症者の社会復帰の場で一番多いのは（ ④ ）である。
- 病前に勤めていた職場への復帰のためには，雇用側に入院早期より対象者本人の障害特性や残存している能力などの情報をこまめに提供するなどして，職場の（ ⑤ ）を深めていくことが大切である。

**MEMO**

▶佐藤によると，職業復帰率は17.7％であり，その復帰の形態は配置転換がもっとも多かったとしている[1]。

# 第4章 失語症の環境調整

## 読み解くためのKeyword

**社会復帰**

　病気や事故などさまざまな原因によって今まで行ってきた社会活動が困難になってしまった人が治療や訓練などによって回復し，再び社会で活動ができるようになることである。その種類としては，職業復帰，家庭復帰，施設入所などがある。

　渡邉らは，復職を決定する要因には，患者背景，属する社会環境，患者自身の価値観，年齢をはじめ，運動障害，失語症のタイプ，重症度とさまざまなものがあるとしている。また，そのなかで特に健忘失語（軽度），ブローカ失語（軽度）は他のタイプに比べて，復職率が良好であったと述べている[2]。

　言語聴覚士は，対象者の言語機能面のみにとらわれるのではなく，社会復帰を視野に入れた適切な対応を行っていくことが重要である。

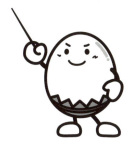

解答　1 ①家庭復帰，②職業復帰，③施設入所，④家庭復帰，⑤理解

## 2 言語障害友の会

**1** 特定非営利活動法人日本失語症協議会（旧全国失語症友の会連合会）について空欄を埋めなさい。

- 第1回「全国失語症者の集い」は（ ① ）年に東京で開催された。
- 特定非営利活動法人日本失語症協議会の目的としては、「失語症等の言語障害者団体（主に失語症者・麻痺性構音障害者とする）並びにこれに賛助する団体及び個人によって組織し、失語症者等の障害者への福祉・医療・保健等の向上に向けての活動並びにこれに必要な事業を行い、同障害者の（ ② ）回復や（ ③ ）を図り、また、その（ ④ ）と（ ⑤ ）の促進を図るべく、種々の活動をし、（ ⑥ ）の充実・増進に寄与すること」とされている。

**2** 失語症者向け意思疎通支援事業について空欄を埋めなさい。

- 2015年、厚生労働省によって失語症者が感じる日常生活上の（ ⑦ ）困難と（ ⑧ ）を明らかにすることとともに、（ ⑨ ）の活動状況の実際を把握することを目的に検討が開始された。

> **MEMO**
> ▶ 2015年の厚生労働省障害保健福祉部ワーキンググループによる報告によると、日本の失語症者数は推計20万〜50万人と報告されている。

---

### ● Column ●　私と言語障害友の会

　筆者がかかわっていた言語障害友の会「りんどう会」は2017年7月に、創立してから21年という長い歴史に幕を閉じた。「りんどう会」のこれまでの活動を「地域の言語障害友の会」の一例として紹介する。「りんどう会」は、1997年5月に数名の有志で集まった失語症者およびその家族が「お互いに悩みを打ち明けられるような茶話会がしたい」という声から設立された。活動内容としては、定例会、バス旅行、活動資金調達のためのバザー、お花見会、忘年会などであった。参加メンバーとしては、言語聴覚士だけでなく、看護師、理学療法士、医療ソーシャルワーカーなどのスタッフと友の会会長、会員、家族会メンバー、地域のボランティアメンバーなど、多岐に渡っていた。「りんどう会」は会員および家族会が中心として活動する友の会で、言語聴覚士はそのコーディネータ的役割を担っていた。一時期は会員数34名まで拡大したが、時間の経過とともに会員および家族会メンバーの高齢化や地域のボランティアメンバーの高齢化による活動内容の縮小化、また、失語症者が家庭復帰をした後に参加活動する場所として、デイサービスやデイケアなどが充実してきていることによる参加会員数の減少など運営が難しい状況となり、解散に至った。

　現在、地域の失語症友の会の数は減少傾向にあるといわれている。ただ、社会復帰後のすべての失語症者のニーズに対して友の会以外の社会福祉資源で対応できているとは考えにくい。言語聴覚士は、失語症者が生きがいのある社会生活が営めるように「友の会」をはじめ、「失語症会話パートナー」「失語症者向け意思疎通支援事業」など積極的にかかわりをもっていく必要があると考える。

> **MEMO**
> ▶ 会話パートナーとは立石によると会話パートナーとは「会話支援技術をもって失語症のある人の意思疎通を支援する人」をさすとしている。この会話パートナーの会は、1990年代後半から発足しはじめ、現在まで15団体以上が活動をしているが増加傾向とはいえない状況にあると述べている[1]。

第4章 失語症の環境調整

## 読み解くためのKeyword

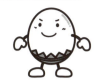

### 特定非営利活動法人日本失語症協議会（旧全国失語症友の会連合会）

　1983年に第1回「全国失語症患者の集い」が東京で開催され，1984年，「全国失語症友の会連合会」が創立された。そして，1999年には特定非営利活動法人となり，2014年11月には「特定非営利活動法人　日本失語症協議会」へと名称が変更された。2018年現在で，32回の全国大会が行われている。この協議会の目的としては「失語症等の言語障害者団体（主に失語症者・麻痺性構音障害者とする）並びにこれに賛助する団体及び個人によって組織し，失語症者等の障害者への福祉・医療・保健等の向上に向けての活動並びにこれに必要な事業を行い，同障害者の言語機能回復や社会復帰を図り，また，その生活の向上と社会参加の促進を図るべく，種々の活動をし，福祉の充実・増進に寄与すること」とされている。

　協議会加盟の「友の会」数は，2018年5月時点でホームページに掲載されているのは，96団体である。

　事業の種類としては①失語症等の言語障害者の福祉・医療・保健等の向上に関する活動，②失語症等の言語障害者の集会および言語医療の開発に関する活動，③失語症等の言語障害者に関する調査および研究，④失語症等の言語障害者とその家族の相談事業，⑤各地の友の会情報や，連合会の活動の報告として機関紙の発行，⑥その他，があげられている。

　活動内容としては，全国大会の実施，機関紙の発行，言語に関する相談，グループ言語訓練教室，談話室の設置，失語症リハビリテーションを行っている施設およびリハビリテーションに関する調査研究，失語症セミナー・講演会・シンポジウム，失語症者の福祉環境整備改善に向けた運動や啓発・陳情活動などさまざまな活動が行われている。

　また，事務所業務の中心としては失語症者と家族が行っており，言語聴覚士はアドバイザーとしての役割であることが明記されている。

### 失語症者向け意思疎通支援事業

　失語症者の意思疎通の支援を行ってきたのは，言語聴覚士，患者家族，友の会，会話パートナーなどである。ただ，地域の友の会や会話パートナーの支援は増加しているとはいえない。そこで，厚生労働省は2015年から失語症者に対する意思疎通支援者の在り方について，失語症者が感じる日常生活上の意思疎通困難と支援ニーズを明らかにすることとともに，支援者の活動状況の実際を把握することを目的に検討を開始した。そして，その結果を含め失語症者向けの意思疎通支援者の養成カリキュラム案が作成され，2016年度には，日本言語聴覚士協会とともに検討がなされている。カリキュラムの内容は「失語症者概論」や「失語症者の日常生活とニーズ」などの必修項目11科目の計40時間と「失語症と合併しやすい障害について」や「福祉制度概論」などの選択科目6科目の計40時間が暫定案としてだされた。2017年10月には「失語症者向けの意思疎通支援者の養成」の指導者養成研修会が開催され47名の言語聴覚士である指導者が登録された。これから，指導者研修の修了者が増え「失語症者向けの意思疎通支援者の養成」が活発化されることで，将来的には，失語症者一人ひとりの充実した社会生活に結びつくように継続して努力していくことが重要である。

解答
1 ①1983，②言語機能，③社会復帰，④生活の向上，⑤社会参加，⑥増進
2 ⑦意思疎通，⑧支援ニーズ，⑨年齢

# 文　献

●引用文献●

第 2 章　失語症の基礎

## 1　失語症の定義

1)　山鳥　重：第 9 章　言語の障害　第 1 節　言語障害の主要症状．神経心理学入門．医学書院，157，1985

2)　紺野加奈江：第 1 章　失語症の基礎知識　A.失語症の定義．失語症言語治療の基礎　診断法から治療理論まで．診断と治療社，1，2001

3)　波多野和夫，他：失語の理解．言語聴覚士のための失語症学．医歯薬出版，32，2002

4)　Liepmann H：Ueber Störungen des Handelns bei Gehirnkranken. S.Karger, Berlin, 1905

5)　Frederiks, JAM：The agnosias. Disorders of perceptual recognition. Vinken PJ, et al (eds), Handbook of Clinical Neurology, vol. 4 . North-Holland, Amsterdam, 35 - 39 , 1969

## 2　失語症にかかわる解剖と生理—①脳の構造

1)　紺野加奈江：第 1 章　失語症の基礎知識　C.高次脳機能の基礎知識．失語症言語治療の基礎　診断法から治療理論まで．診断と治療社，14，2001

## 2　失語症にかかわる解剖と生理—②脳の機能

1)　朝倉哲彦，他：失語症全国実態調査報告．失語症研 22：241 - 256，2002

## 3　失語症の症状—①流暢性

1)　紺野加奈江：第 1 章　失語症の基礎知識　F.失語症の症状の基礎知識．失語症言語治療の基礎　診断法から治療理論まで．診断と治療社，30，2001

## 3　失語症の症状—③言語症状（発話面）

1)　紺野加奈江：第 1 章　失語症の基礎知識　F.失語症の症状の基礎知識．失語症言語治療の基礎　診断法から治療理論まで．診断と治療社，33 - 34，2001

## 3　失語症の症状—④言語症状（聴覚的理解面）

1)　小嶋知幸：IV- 6 純粋型 1 純粋語聾．失語症の源流を訪ねて　言語聴覚士のカルテから．金原出版，110，2014

2)　伏見貴夫：心像性と失読症．第 4 回認知神経心理学研究会，2001

3)　天野成昭，他（編著），NTTコミュニケーション科学基礎研究所（監修）：基本語データベース．学研，解説iv，2008

4)　笹沼澄子（編著），柴田貞雄，他（著）：第 2 章　失語症．リハビリテーション医学全書 11　言語障害．医歯薬出版，27，1975

## 3　失語症の症状—⑤言語症状（読む）

1)　武田克彦：純粋失読とは離断症候群か．認知神経科学 3：124 - 127，2001

## 3　失語症の症状—⑫皮質下性失語・小児失語症

1)　福迫陽子：後天性小児失語症について．音声言語医 22：172 - 184，1981

2)　木全未紘，他：診断に苦慮した Landau-Kleffner 症候群の言語発達の経過．Audiol Jpn 57：78 - 83，2014

**3 失語症の症状―⑬発語失行**

1) 紺野加奈江：第5章 発語失行 E.発語失行の特徴. 失語症言語治療の基礎 診断法から治療理論まで. 診断と治療社, 175, 2001

2) 小嶋知幸：Ⅳ-6 純粋型 2 純粋語唖. 失語症の源流を訪ねて 言語聴覚士のカルテから. 金原出版, 111, 2014

**3 失語症の症状―⑮純粋失書・それ以外の失書**

1) 大槻美佳：書字の神経機構. 臨神経 46：919-923, 2006

2) 太田幸雄, 他：構成失書について. 精神医 12：959-964, 1970

3) 山鳥 重：第9章 言語の障害 第2節 失語の臨床型. 神経心理学入門. 医学書院, 213, 1985

4) 櫻井靖久：非失語性失読および失書の局在診断. 臨神経 51：567-575, 2011

**3 失語症の症状―⑯交叉性失語・原発性進行性失語**

1) 小森憲治郎：原発性進行性失語：その症状と課題. 高次脳機能研 32：393-404, 2012

2) Gorno-Tempini, ML et al.：Classification of primary progressive aphasia and its variants. Neurology 76：1006-1014, 2011

**第3章 失語症の臨床**

**1 失語症の評価―②失語症語彙検査ほか**

1) 福迫陽子, 他：第Ⅱ章 失語症. 言語治療マニュアル. 医歯薬出版, 55, 1984

**1 失語症の評価―③トークンテストほか**

1) 藤田郁代, 他：失語症患者における構文の理解障害の構造. 聴覚言語障害 6：151-161, 1977

2) 藤田郁代：失語症患者の構文の産生力の回復メカニズム. 失語症研 9：237-244, 1989

3) 藤田郁代：失語症の構文処理障害に対する治療計画. 失語症研 16：214-220, 1996

4) 藤田郁代, 他：新版 失語症構文検査. 千葉テストセンター, 2016

5) Holland A：Communicative Abilities in Daily Living－Manual. Austin, Pro-Ed, 1980

6) 綿森淑子, 他：実用コミュニケーション能力検査の開発と標準化. リハ医 24：103-112, 1987

7) 綿森淑子, 他：実用コミュニケーション能力検査 CADL検査. 医歯薬出版, 1990

**1 失語症の評価―④関連する知能検査**

1) 伊澤幸洋, 他：失語症が動作性知能検査におよぼす影響. 失語症研 22：9-16, 2002

**2 失語症の訓練―①機能回復訓練ほか**

1) 笹沼澄子：失語症の言語治療と Hildred Schuell. 失語症研 6：947-953, 1986

**2 失語症の訓練―②機能再編成法ほか**

1) David H, 他：第30回日本コミュニケーション障害学会学術講演会 教育講演4 語想起障害に対する評価と治療：認知神経心理学の貢献. コミュニケーション障害 22：18-29, 2005

2) Morton J：Interaction of information in word recognition. Psychol Rev 76：165-178, 1969

3) 長塚紀子, 他：認知神経心理学的アプローチ：ロゴジェンモデルと評価の枠組み. コミュニケーション障害 35：27-31, 2018

## 2　失語症の訓練—③文の理解および産生・マッピングセラピー

1) 藤田郁代，他（編）：第 8 章　失語症の言語治療　7. 回復期の訓練援助. 標準言語聴覚障害学　失語症学. 医学書院，245 - 247，2009

2) Jones EV：Building the foundations for sentence production in a non-fluent aphasic. Br J Disord Commun 21：63 - 82，1986

## 2　失語症の訓練—④実用的コミュニケーション訓練・AAC

1) 中邑賢龍：コミュニケーションエイドの効用と限界. 失語症研 21：194 - 200，2001

### 第 4 章　失語症の環境調整

## 1　周囲へのアプローチと社会復帰

1) 佐藤ひとみ，他：失語症者の職業復帰. 失語症研 7：1 - 9，1987

2) 渡邉　修，他：失語症者の復職について. リハ医 37：517 - 522，2000

## 2　言語障害友の会

1) 立石雅子：失語症のある人のための意思疎通支援. 保健医療科 66：512 - 522，2017

### ●参考文献●

- 福迫陽子：小児失語症—本邦文献に報告された症例を中心として—. 耳鼻臨床 63：787 - 812，1970
- 藤田郁代，他（編）：標準言語聴覚障害学　失語症学. 医学書院，2009
- 紺野加奈江：失語症言語治療の基礎　診断法から治療理論まで. 診断と治療社，2001
- 石川裕二（編著）：言語聴覚療法シリーズ 4　改訂失語症. 建帛社，2011
- 波多野和夫，他：言語聴覚士のための失語症学. 医歯薬出版，2002
- Christensen AL：Luria's Neuropsychological investigation. Munksgaard, Copenhagen, 1974（西村健〈監訳〉：ルリア神経心理学的検査法. 医歯薬出版，1988）
- 浜中淑彦，他：超皮質性失語の類型学について. 脳卒中 4：185 - 189，1982
- 稲枝道子，他：失語症検査における多次元評価法の検討. 聴能言語研 3：1 - 9，1986
- Morton J：Interaction of information in word recognition. Psychol Rev 76：165 - 178，1969
- 山鳥　重：神経心理学入門. 医学書院，1985
- 水田秀子：多彩な錯語を示した「失名詞」失語：形式性錯語を中心に. 高次脳機能研 26：8 - 15，2006
- 水田秀子，他：記号素性錯誤を呈した被殻出血後の失語症の 3 例. 失語症研 14：204 - 212，1994
- 大石如香，他：左被殻出血後に記号素性錯語を呈した一例. 高次脳機能研 36：476 - 483，2016
- 小森憲治郎：Semantic Dementia と語義失語. 高次脳機能研 29：328 - 336，2009
- 波多野和夫，他：聴覚性並びに視覚性反響言語を伴った超皮質性感覚失語の一例. 失語症研 7：235 - 242，1987
- 高橋雄一：現代日本語の機能語リスト作成について—現古文法対照辞書の作成に関連して—. 専修大学人文科学研究所月報 285：1 - 17，2017
- 菊池康人：日本語文法事典. 大修館書店，2014
- 伏見貴夫：心像性と失読症. 第 4 回認知神経心理学研究会，2001
- 奈須野ひかり：失読症の研究—英語圏と非英語圏の諸言語にみる表層性失読—. 東京女子大学言語文化研究 24：82 - 103，2016
- 武田克彦：純粋失読とは離断症候群か. 認知神経科学 3：124 - 127，2001
- 佐藤睦子：失語：書字面. 高次脳機能研 31：198 - 204，2011

- 種村　純：読み書き障害の認知神経心理学的分析．認知神科学 8：16 - 21，2006
- Roberta C（編），横山　巌，他（監訳），神奈川県総合リハビリテーションセンター七沢病院言語科，他（訳）：失語症言語治療の理論と実際．創造出版，1984
- 福迫陽子：後天性小児失語症について．音声言語医 22：172 - 184，1981
- 木全未紘，他：診断に苦慮した Landau-Kleffner 症候群の言語発達の経過．Audiol Jpn 57：78 - 83，2014
- Deal JL, et al.：The influence of linguistic and situational variables on phonemic accuracy in apraxia of speech. J Speech Hear Res 15：639 - 653，1972
- 小嶋知幸：失語症の源流を訪ねて　言語聴覚士のカルテから．金原出版，2014
- 櫻井靖久：非失語性失読および失書の局在診断．臨神経 51：567 - 575，2011
- 大槻美佳：書字の神経機構．臨神経 46：919 - 923，2006
- 杉下守弘，他：WAB 失語症検査．失語症研 7：222 - 226，1987
- 藤田郁代，他：「失語症語彙検査」の開発．音声言語医学 41：179 - 202，2000
- 藤林眞理子，他：SALA 失語症検査マニュアル．エスコアール，2004
- 藤田郁代，他：新版 失語症構文検査．千葉テストセンター，2016
- 藤田郁代：失語症者における構文の理解の構造．聴覚言語障害 6：151 - 161，1977
- 藤田郁代，他：失語症構文検査（試案IIA）．日本聴能言語士協会失語症検査法委員会，1984
- 藤田郁代：失語症患者の構文の産生力の回復メカニズム．失語症研 9：237 - 244，1989
- 藤田郁代：失語症患者の構文の理解力の回復メカニズム．神心理 5：179 - 188，1989
- 綿森淑子，他：実用コミュニケーション能力検査の開発と標準化．リハ医 24：103 - 112，1987
- 綿森淑子，他：実用コミュニケーション能力検査　CADL 検査．医歯薬出版，1990
- 小林俊雄：コース検査における交通事故リハビリテーション患者の男女差．社会福祉学部研究紀要 12：67 - 81，2007
- 鈴木朋子，他：ウェクスラー式知能検査本邦導入の背景：品川不二郎・孝子へのインタビューから．横浜国立大学教育人間科学部紀要 18：1 - 18，2016
- 笹沼澄子：失語症の言語治療と Hildred Schuell．失語症研 6：947 - 953，1986
- 鈴木　勉：失語症の仮名書字訓練導入の適応と訓練方法．失語症研 16：246 - 249，1996
- 小野浩一：行動の基礎─豊かな人間理解のために．培風館，2005
- 種村　純：失語症治療における認知神経心理学的方法．高次脳機能研 26：1 - 7，2006
- 後藤圭乃，他：第 5 章　失語症：訓練 (6) 語彙・意味訓練 (1)，(2)．小寺富子（監修），平野哲雄，他（編），言語聴覚療法臨床マニュアル．改訂第 2 版，協同医書出版社，210 - 213，2004
- 今村恵津子：1 ブローカ失語症者に対する可逆文の構文訓練：短い文形式を使用して．聴能言語研 16：142 - 149，1999
- Jones EV：Building the foundations for sentence production in a non-fluent aphasic. Br J Disord Commun 21：63 - 82，1986
- 社団法人日本医療社会事業協会　病院社会福祉援助活動促進事業委員会メンバー：医療機関における社会福祉援助活動を促進するために〜医療ソーシャルワーカーを配置するに当たっての手引き〜．社団法人日本医療社会事業協会，2006
- 特定非営利活動法人日本失語症協議会（旧全国失語症友の会連合会）：ご案内．(http：//japc.info/　2018 年 6 月 26 日閲覧)
- 風間雅江：失語症友の会への継続的参加過程における実用的コミュニケーションとウェルビーイングの変化：感覚性失語症の一事例を通した検討．北翔大学北方圏学術情報センター年報 8：9 - 19，2016

- 厚生労働省障害保健福祉部：資料1　手話通訳等を行う者の派遣その他の聴覚，言語機能，音声機能その他の障害のため意思疎通を図ることに支障がある障害者等に対する支援の在り方について．4，2015（http://www.mhlw.go.jp/file/ 05 -Shingikai- 12201000 -Shakaiengokyokushougaihokenfukushibu- Kikakuka/ 0000080235 .pdf　2018年6月26日閲覧）
- 失語症全国実態調査委員会：失語症全国実態調査報告．失語症研 22：241 - 256，2002
- 立石雅子：失語症のある人のための意思疎通支援．保健医療科 66：512 - 522，2017
- 大森孝一，他（編）：言語聴覚士テキスト．第3版，医歯薬出版，2018

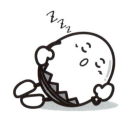

# 採点表

| | 1回目 | 2回目 | 3回目 |
|---|---|---|---|
| **第1章　失語症の歴史** | | | |
| 1　19世紀の歴史 | ／15 | ／15 | ／15 |
| 2　20世紀の歴史 | ／13 | ／13 | ／13 |
| **第2章　失語症の基礎** | | | |
| 1　失語症の定義 | ／14 | ／14 | ／14 |
| 2　失語症にかかわる解剖と生理 | | | |
| ①脳の構造 | ／7 | ／7 | ／7 |
| ②脳の機能 | ／6 | ／6 | ／6 |
| 3　失語症の症状 | | | |
| ①流暢性 | ／8 | ／8 | ／8 |
| ②言語症状（発話面） | ／13 | ／13 | ／13 |
| ③言語症状（発話面） | ／8 | ／8 | ／8 |
| ④言語症状（聴覚的理解面） | ／12 | ／12 | ／12 |
| ⑤言語症状（読む） | ／9 | ／9 | ／9 |
| ⑥言語症状（書く） | ／16 | ／16 | ／16 |
| ⑦失語の分類 | ／13 | ／13 | ／13 |
| ⑧ウェルニッケ失語・超皮質性感覚失語 | ／17 | ／17 | ／17 |
| ⑨伝導失語・失名詞失語 | ／14 | ／14 | ／14 |
| ⑩ブローカ失語・超皮質性運動失語 | ／19 | ／19 | ／19 |
| ⑪超皮質性混合失語・全失語 | ／15 | ／15 | ／15 |
| ⑫皮質下性失語・小児失語症 | ／12 | ／12 | ／12 |
| ⑬発語失行 | ／17 | ／17 | ／17 |
| ⑭純粋語聾・純粋失読 | ／14 | ／14 | ／14 |
| ⑮純粋失書・それ以外の失書 | ／10 | ／10 | ／10 |
| ⑯交叉性失語・原発性進行性失語 | ／11 | ／11 | ／11 |
| **第3章　失語症の臨床** | | | |
| 1　失語症の評価 | | | |
| ①総合的失語症検査 | ／13 | ／13 | ／13 |
| ②失語症語彙検査ほか | ／13 | ／13 | ／13 |
| ③トークンテストほか | ／11 | ／11 | ／11 |
| ④関連する知能検査 | ／12 | ／12 | ／12 |
| 2　失語症の訓練 | | | |
| ①機能回復訓練ほか | ／17 | ／17 | ／17 |
| ②機能再編成法ほか | ／18 | ／18 | ／18 |
| ③文の理解および産生・マッピングセラピー | ／17 | ／17 | ／17 |
| ④実用的コミュニケーション訓練・AAC | ／11 | ／11 | ／11 |
| **第4章　失語症の環境調整** | | | |
| 1　周囲へのアプローチと社会復帰 | ／5 | ／5 | ／5 |
| 2　言語障害友の会 | ／9 | ／9 | ／9 |
| **合計** | ／389 | ／389 | ／389 |

各ページの問題は，1回だけでなく繰り返し解いて確認しましょう．また，キーワードを丸暗記するのではなく，その用語が示す意味をきちんと理解しましょう．さらに，穴埋めになっていない用語のなかにも，重要な関連するキーワードがたくさんあります．ドリルをもとに，他の多くの用語も身につけ，知識の枝葉を広げていってください．

# 索引

## 和文

### いう

| | |
|---|---|
| いったん獲得された | 9 |
| 意味性錯語 | 17 |
| 意味性錯書 | 25 |
| 意味性錯読 | 23 |
| 意味性ジャルゴン | 17 |
| 意味性認知症 (SD) | 45 |
| ウェクスラー式知能検査 (WAIS) | 54, 55 |
| ウェルニッケ失語 | 27, 28, 29 |
| ウェルニッケ野 | 11, 12, 13 |
| 迂言 | 17 |
| 運動覚促通 | 41 |
| 運動前野 | 12 |

### えお

| | |
|---|---|
| 縁上回 | 11, 12, 13 |
| オペラント条件づけ | 59 |
| 音韻失書 | 25 |
| 音韻失読 | 23 |
| 音韻性錯語 | 17 |
| 音韻性錯書 | 25 |
| 音韻性錯読 | 23 |
| 音韻性ジャルゴン | 17 |
| 音韻聾 | 21 |
| 音素性ジャルゴン | 17 |
| 音読 | 23 |

### かきく

| | |
|---|---|
| 書き取り | 25 |
| 書く | 9 |
| ——，言語症状 | 24 |
| 角回 | 11, 12, 13 |
| 家庭復帰 | 67 |
| 環・環シルビウス溝言語野 | 11 |
| 喚語困難 | 17 |
| 環シルビウス溝言語野 | 11 |
| 関連する知能検査 | 54, 55 |
| キーワード法 | 59 |
| 聴く | 9 |
| 記号素 | 16 |
| ——性錯語 | 17 |
| 規則語 | 23 |
| 機能回復訓練 | 56 |
| 機能語 | 18 |
| 機能再編成法 | 58, 59 |
| 機能的な言語訓練 | 57 |
| 鏡映書字 | 33 |
| 局在論 | 5 |
| 空間性失書 | 43 |

### けこ

| | |
|---|---|
| 形式性錯語 | 17 |

| | |
|---|---|
| 形態性錯書 | 25 |
| 携帯用会話補助装置 | 63 |
| 言語訓練 | 57 |
| 言語障害友の会 | 68 |
| 言語症状 | |
| ——，書く | 24 |
| ——，聴覚的理解面 | 20 |
| ——，発話面 | 16, 18 |
| ——，読む | 22 |
| 言語情報処理モデル | 59 |
| 原発性進行性失語 | 44, 45 |
| 交叉性失語 | 44, 45 |
| 構成失書 | 43 |
| 後天性小児失語症 | 37 |
| 行動変容法 | 58, 59 |
| 後頭葉 | 12, 13 |
| 後方言語領域 | 11 |
| コース (Kohs) 立方体 | |
| 組み合わせテスト | 54, 55 |
| 語音聾 | 21 |
| 語義失語 | 29 |
| 語義聾 | 21 |
| 語形聾 | 21 |
| 語順ストラテジー | 52 |
| 呼称 | 27 |
| 語性錯語 | 17 |
| 骨相学 | 3 |
| 語の意味ストラテジー | 52 |

### さ

| | |
|---|---|
| 再帰性発話 | 19 |
| 錯語性ジャルゴン | 17 |
| 錯書 | 25 |
| 錯読 | 23 |
| 錯文法 | 19 |
| 残語 | 19 |

### し

| | |
|---|---|
| 視覚性錯読 | 23 |
| 視覚前野 | 12 |
| 刺激法 | 56, 57 |
| 視床失語 | 37 |
| システム的力動的局在論 | 5 |
| 施設入所 | 67 |
| 失行 | 9 |
| ——性失書 | 43 |
| 失語症鑑別診断検査 (老研版) | 48, 49 |
| 失語症語彙検査 (TLPA) | 50, 51 |
| 失語症構文検査 | 52, 53 |
| 失語症者向け意思疎通支援事業 | 68, 69 |
| 失語症タイプ | 15 |
| 失語症の定義 | 8 |
| 失語の分類 | 26 |
| 実在語 | 23 |
| ——再帰性発話 | 19 |

| | |
|---|---|
| 失書 | 25 |
| 失読 | 23 |
| 失認 | 9 |
| 失文法 | 19, 33 |
| 失名詞失語 | 27, 30, 31 |
| 実用コミュニケーション能力検査 | 52, 53 |
| 実用的コミュニケーション訓練 | 62 |
| 自動的反響言語 | 19 |
| 社会復帰 | 66, 67 |
| 写字 | 25 |
| 遮断除去法 | 57 |
| ジャルゴン発話 | 17 |
| 重度失語症検査 | 52, 53 |
| 純粋語唖 | 9, 39 |
| 純粋語聾 | 9, 40, 41 |
| 純粋失書 | 9, 42, 43 |
| 純粋失読 | 9, 40, 41 |
| 純粋発語失行 | 39 |
| 小児失語症 | 36, 37 |
| 職業復帰 | 67 |
| 書字 | 27 |
| 助詞ストラテジー | 52 |
| 書称 | 25 |
| 進行性非流暢性失語 (PNFA) | 45 |
| 新造語 | 17 |
| ——ジャルゴン | 17 |
| 深層失書 | 25 |
| 深層失読 | 23 |
| 心像性 | 21 |
| 新版 失語症構文検査 | 53 |
| 親密性 | 21 |

### せそ

| | |
|---|---|
| 接近行為 | 31 |
| 舌端現象 | 17 |
| 全失語 | 27, 34, 35 |
| 全体論 | 5 |
| 前頭前野 | 12, 13 |
| 前頭葉 | 12, 13 |
| 前方言語領域 | 11 |
| 総合的失語症検査 | 48 |
| 側頭葉 | 12, 13 |
| 側頭連合野 | 12, 13 |

### たちてと

| | |
|---|---|
| 第一次運動野 | 12 |
| 第一次視覚野 | 12, 13 |
| 第一次聴覚野 | 12, 13 |
| 体性感覚野 | 13 |
| 体性感覚連合野 | 12 |
| 単一デブロッキング法 | 57 |
| 単語のモーラ分解・音韻抽出検査 | 50, 51 |
| 逐次読み | 41 |
| 聴覚的把持力 | 21 |
| 聴覚的理解 | 27 |

76

索 引

──面，言語症状 ……………………… 20
超皮質性運動失語 …………… 27, 32, 33
超皮質性感覚失語 …………… 27, 28, 29
超皮質性混合失語 …………… 27, 34, 35
定義，失語症 …………………………… 8
デブロッキング法 …………………… 57
伝導失語 ……………………… 27, 30, 31
頭頂葉 ………………………………12, 13
トークンテスト ………………… 52, 53
特定非営利活動法人日本失語症協議会 … 68, 69
読解 …………………………………23, 27

### な　に　の
なぞり読み ……………………………… 41
認知症 …………………………………… 9
認知神経心理学的アプローチ ……… 58, 59
脳地図 …………………………………… 5

### は　ひ
ハイテクコミュニケーションエイド …… 63
発語失行 ………………………… 38, 39
発話面，言語症状 ……………… 16, 18
話す ……………………………………… 9
反響言語 …………………………19, 35
反復言語 ……………………………… 19
反問性反響言語 ……………………… 19
非語 …………………………………… 23
皮質下性失語 …………………… 36, 37
標準失語症検査 (SLTA) …………… 48, 49
表層失書 ……………………………… 25
表層失読 ……………………………… 23
非流暢 ………………………………… 33
──性失語 ………………………… 14

### ふ　ほ
復唱 …………………………………… 27
──障害 …………………………… 31
ブローカ失語 ………………27, 32, 33
ブローカ野 ………………………11, 13
プログラム学習法 ………………… 58, 59
プロソディ障害 ……………………… 15
文の産生 ……………………… 60, 61
文の理解 ……………………… 60, 61

分類，失語症 ………………………… 26
ポインティングスパンテスト ………… 21
補完現象 ……………………………… 19
ボストン学派 ………………………5, 27
──の古典分類 …………………… 27
──の失語症タイプ分類 ……… 15, 26
ボストン失語症診断検査 …………… 14
保続 …………………………………… 13
補足運動野 ………………………12, 13
掘り下げ検査 ………………………… 51

### ま　み　む　も
マッピングセラピー ……………… 60, 61
未分化ジャルゴン …………………… 17
無意味ジャルゴン …………………… 17
無意味性再帰性発話 ………………… 19
模写 …………………………………… 25

### よ
読む …………………………………… 9
──，言語症状 …………………… 22

### り　る　れ　ろ
離断症候群 …………………………… 5
流暢性 ……………………………14, 27
──失語 …………………………… 14
類音性錯書 …………………………… 25
類音性錯読 …………………………… 23
レーヴン (Raven) 色彩マトリックス検査
…………………………………… 54, 55
連鎖デブロッキング法 ……………… 57
ローテクコミュニケーションエイド …… 63

## 欧　文

### A　B　D
AAC (augmentative and alternative communication) …………… 62, 63
anarthrie ………………………5, 39
aphemie ……………………………… 3
Baillarger-Jacksonの原理 …………… 3

Benson ………………………………… 5
──の流暢性評価 ……………… 14
Broca ………………………………… 3
deblocking method ………………… 57
Dejerine ……………………………… 5

### G　K
Gall …………………………………… 3
Geschwind …………………………… 5
/Ka/がありますか検査 ……………… 51
/Ka/がどこにありますか検査 ………… 51
Kleist ………………………………… 5

### L　M　P
Landau-Kleffner 症候群 …………… 37
logopenic progressive aphasia …… 45
Marie ………………………………… 5
──-Dejerine 論争 ……………… 5
Mesulamの PPA診断基準 ………… 45
PACE (promoting aphasics' communicative effectiveness) 62, 63
PNFA (progressive non-fluent aphasia) … 45

### S　T
SALA失語症検査 ………………… 50, 51
SD (semantic dementia) ………… 45
SLTA (standard language test of aphasia) ……………………… 48, 49
the western aphasia battery, Japanese Edition ……………………… 48, 49
tip of the tongue 現象 …………… 17
TLPA (a Test of Lexical Processing in Aphasia) ……………………… 51

### V　W
VOCA (voice output communication aid) ……………………………… 63
WAB失語症検査 ……………15, 48, 49
Wechsler adult intelligence scale-Third Edition …………………………… 55
Wernicke ……………………………… 3
──-Lichtheimの図式 …………3, 26

77

- JCOPY 〈㈳出版者著作権管理機構 委託出版物〉
  本書の無断複写は著作権法上での例外を除き禁じられています．
  複写される場合は，そのつど事前に，㈳出版者著作権管理機構
  （電話 03-5244-5088，FAX03-5244-5089，e-mail：info@jcopy.or.jp）
  の許諾を得てください．
- 本書を無断で複製（複写・スキャン・デジタルデータ化を含みます）
  する行為は，著作権法上での限られた例外（「私的使用のための複
  製」など）を除き禁じられています．大学・病院・企業などにお
  いて内部的に業務上使用する目的で上記行為を行うことも，私的
  使用には該当せず違法です．また，私的使用のためであっても，
  代行業者等の第三者に依頼して上記行為を行うことは違法です．

授業・実習・国試に役立つ
# 言語聴覚士ドリルプラス　失語症

ISBN978-4-7878-2395-3

2018 年 12 月 25 日　初版第 1 刷発行
2023 年 4 月 28 日　初版第 2 刷発行

| | |
|---|---|
| 編　集　者 | 大塚裕一 |
| 著　　　者 | 宮本恵美 |
| 発　行　者 | 藤実彰一 |
| 発　行　所 | 株式会社　診断と治療社 |

　　　　　　〒 100-0014　東京都千代田区永田町 2-14-2　山王グランドビル4 階
　　　　　　TEL：03-3580-2750（編集）　03-3580-2770（営業）
　　　　　　FAX：03-3580-2776
　　　　　　E-mail：hen@shindan.co.jp（編集）
　　　　　　　　　　eigyobu@shindan.co.jp（営業）
　　　　　　URL：http://www.shindan.co.jp/

| | |
|---|---|
| 表紙デザイン | 長谷川真由美（株式会社サンポスト） |
| 本文イラスト | 小牧良次（イオジン），長谷川真由美（株式会社サンポスト） |
| 印刷・製本 | 広研印刷株式会社 |

© Yuichi OTSUKA, 2018. Printed in Japan.　　　　　　　　　　　　　　　［検印省略］
乱丁・落丁の場合はお取り替えいたします．